THIS BOOK MAY SAVE YOUR LIFE

Everyday Health Hacks
to Worry Less and Live Better

这本书可能救你的命

幽默有趣的
人体维修指南

Karan Rajan

[英]卡兰·拉詹——著

胡小锐——译

中信出版集团 | 北京

图书在版编目（CIP）数据

这本书可能救你的命 /（英）卡兰·拉詹著；胡小
锐译 . —— 北京：中信出版社，2024.11.（2025.4 重印）
ISBN 978-7-5217-6957-9

I. R161

中国国家版本馆 CIP 数据核字第 2024KY8925 号

这本书可能救你的命

著者： ［英］卡兰·拉詹
译者： 胡小锐
出版发行：中信出版集团股份有限公司
　　　　　（北京市朝阳区东三环北路 27 号嘉铭中心　邮编　100020）
承印者： 三河市中晟雅豪印务有限公司

开本：787mm×1092mm 1/16　　印张：20　　　　字数：166 千字
版次：2024 年 11 月第 1 版　　印次：2025 年 4 月第 3 次印刷
京权图字：01-2024-0597　　　　书号：ISBN 978-7-5217-6957-9
　　　　　　　　　　　　　　　定价：69.00 元

目 录

如果用非医学术语来形容我的工作的话，就是在人们睡着的时候切开他们的身体（事先征得他们的同意），然后取出一些东西。我要强调的是，我是一个好人，尽管病人的身体少了一些东西，但是当他们睡醒后，他们会觉得自己更健康了。作为一名普外科医生，我很高兴能处理包括肠道问题、胆囊问题、痔疮出血在内的各种疾病。

在我的职业生涯中，我曾有幸见证堪称奇迹的手术，也曾不幸目睹病人死亡的悲剧。在这个过程中，我开始认识到人体既是生物学的奇迹，也是高度危险的雷区。

这本书不是一本医学百科全书，也不能让你成为一名医生。时至今日，你在谷歌上可以找到你需要的几乎所有医疗技能，至少有些人是这么认为的。但这里讲述的是一个不平常的故事，关于你不可思议的身体正跃跃欲试，打算摧毁你的故事。

故事中并不只有死亡和阴霾。我亲身感受到，我对人体的乐观看法从我进入医学院的那一刻起就蒙上了阴影，并在我多年行医的过程中变得越发暗淡。因此我认为，为无法摆脱这副皮囊的你编写一份生存指南是有意义的。如果你熟悉我在 TikTok 短视频社交平台上做的事情（我在那里发布了如何顺畅排便的视频，还发现了把数百万人吸引到我的地盘的奶昔品牌），你就会知道我喜欢打破身体神话，探索本不应该成为禁忌的话题。当涉及健康问题时，不关注个体会给人类造成巨大的伤害。所以，让我们在本书中纠正这个错误。你可以把它视为消遣或教育读物，也可以把它看作帮助你充分发挥身体功能的身体占用者指南。

总之，我将引导你安全地避开身体设置的各种生物陷阱，提高你的生活质量。也许你的睡眠健康会有一些改善，你会告别消化不良，或者你会更酣畅淋漓地排便。至少，它可能有助于减缓从出生那一刻起就开始经历的不可避免的身体衰退。最后，我真诚地希望这本书可以成为我们最终的人工智能霸主的指导手册，以便人工智能知道如何照顾人类，并最大限度地发挥我们的作用。

我第一次接触医学是在 1996 年。在孟买郊区一个特别潮湿的下午，我和表弟在玩街头板球。当他跑上前向我投球时，一股无形的力量击中了他，他痛苦地倒在地上。那是一个可怕的时刻，我感到非常无助。这种感受对我产生了深远的影响。在帮助家人把他送到医院后，医生诊断他是阑尾憩室破裂。当时，我并不十分了解这意味着什么，但他倒在地上让我看到了一个简单的事实：人类的身体是伟大的，但是它似乎总想把我们干掉。

在接受医学院面试时（此时，我已经在"职业"问题上做出决定），他们总是喜欢问同样的问题："你为什么想从医？"可以预见的是，慌乱中，所有人都会围绕两个主题说一些大同小异的、缺乏想象力的废话：第一是"我想帮助别人"，第二是"我对人体很感兴趣"。

任何真正了解我的人（因为我的轮班时间很长，而且不合社会常规，所以大概只有我的父母和我的狗了解我吧）都会告诉你，第一个原因从来都不适合我。我喜欢人类，如果我能拯救人们的生命，我会很兴奋，但是驱使我从医的根本原因是我痴迷于身体的运作方式。但是现在，当我回顾我的职业生涯时，我才意识到，这并不是我们在观看大卫·爱登堡爵士主持的野生动物纪录片时表现出来的那种瞪大眼睛的迷恋。事实上，我有点儿像交通事故的旁观者。我无法停止观察（尽管我本性善良），因为我所目睹的一切让我感到震惊。我已经记不清自己做过多少次外科手术了，亲手操作也让我越来越熟悉身体内部的运作，因此我可以非常肯定地说，我们能作为一个物种来到这个世界，本身就是一个奇迹。

本质上，你是一幅活生生的、会呼吸的油画，有一些世代相传的特征，还有看起来毫无用处的结构。以下巴为例，即使是我们的近亲直立人和尼安德特人也不觉得有必要让下巴那么抢眼。最终，你必须愉快地接受事实：你是由许多错误和尝试造成的结果，只是进化掩盖了证据。或者说，掩盖了大多数证据。

在医学院的那段时间，我喜欢探索皮肤下面隐藏的秘密，尤其对各种解剖实践课程感兴趣。我解剖了腹部肌肉，让整个肠道、各种血管和像电话线一样贯穿全身的神经网络暴露在视野之中。从幕后视角观察生命会让人觉得具有侵入性、不自然，但是这种观察十分必要。正是因为这些观察，我才决定成为一名外科医生。这是一个非常好的机会，会让我了解我们的身体如何有能力消灭我们，了解如何使身体变强或调整我们的生活方式，从而最大限度地减少我们的身体提前崩溃的可能性。

我们在日常生活中总是过于关注身体的外观，而常常把我们的内脏丢在思想深处的角落里。身体是一个大家庭，每个成员（无论肝脏、胃，还是心脏和大脑）都为维持我们的生命发挥特定的作用。然而，就像任何家庭一样，每个人都离不开彼此的支持。所以，如果有人离心离德或者成员之间失和，整个家庭就会崩溃，上演一出暴露家丑的杰瑞·斯普林格真人秀。

在医学院的 6 年里，我爱上了这个偶尔不正常的"家庭"。在这段时间里，我花了无数时间在显微镜下观察细胞结构，在尸体实验室里解剖尸体，通过与病人接触，了解身体在疾病和健康状态下的表现。最后，我丢下了幻灯片和多项选择题，开始在医院轮转。

我轮转的第一个科室是普外科。

在轮转开始的前一天晚上，我认真复习了胃肠道解剖学。我不希望当外科医生向我提出有关大肠血液供应方面的具体知识时，自己患上那种可怕的疾病——"困境失语症"（失语症指无法说话，病人通常是脑卒中患者，但是神经紧张的医科学生在成为关注的焦点时也会暂时性地表现出这种症状）。

我要参加一台切除肠癌的手术，因此需要进行术前消毒。整个过程似乎与教科书上的大不相同，手术室环境与尸体实验室的环境迥然不同。在尸体实验室里，你可以慢慢探索器官，好奇地东戳戳西戳戳。但当医生切开患者的腹部组织时，一小股红色液体喷到了我的鼻子上。这是真刀真枪。一个活生生的人把他的生命交到了我们的手上。

从医生切开的切口可以看到里面闪闪发光，很湿润，就像潮湿的天鹅绒一样。我凝视着病人的腹腔，可以看到他的肠子浸泡在淡黄色液体中，随着胸腔起伏，像蠕虫一样蠕动着。这时，麻醉师提醒我们，出血导致病人心率上升，血压下降。我们用手术刀造成的创伤使他呼吸困难。这样的观察最终让我意识到，我迄今为止的学习是有缺陷的。直到现在，我才意识到，相距很远、看似不相干的器官就像合租公寓里的房客一样，只要有一个人堵塞了厕所，每个人都会受到影响。

面对巨大的压力，医生仍然很冷静（这是我花了很长时间才学会的技能），迅速而熟练地完成了手术。在病人状态稳定下来、肿瘤被切除之后，我突然意识到，这次经历改变了我们当中不止一个人的人生。

医学是需要专才的行业。如今，医生的专业范围越来越窄，与那些对每个领域都有所涉猎的前辈渐行渐远。这是一件好事，尤其是对接受治疗的病人而言，因为你肯定希望为你切除胆囊的外科医生是这方面的大师，而不是靠YouTube视频网站上的教程来为你看病。尽管这些天我主要是和肠道打交道，但我发现把人体看作一个整体对我是有帮助的。毕竟，一个变量都有可能导致整个系统发生变化，甚至动摇。这种平衡（有时被称为稳态）对身体机能达到最佳状态至关重要。我也想让你相信，身体里的主要成员就像赢得全场观众赞美和掌声的管弦乐队一样，已经完美协调了彼此的需求。只是我在目睹了幕后的混乱之后，没法加入鼓掌的行列。

所以，虽然在你即将踏上的旅程中，我将是第一个颂扬人体奇迹的人，但我也不会隐瞒它的异乎寻常的缺陷、危险的设计和笨拙的布线。虽然存在种种缺陷，但是你所依赖的这个有机生命支持系统为定制甚至改进提供了充足的机会。问题在于我们需要了解它是如何工作的，然后才能找到改进的办法。

从医是无数故事的摇篮。不仅仅是医院里新的和旧的八卦，包括笑话、格言和逸事，还有常见的和不常见的疾病、不寻常的遭遇和场景，提醒我们所有人终有一死。此外，我还加入了一些离奇的历史故事，描绘了一幅有点儿不确定的，甚至不道德的医学图景。毕竟，如果历史不是你可以从中学到人生重要教训的错误，还能是什么呢？

在你跨过门槛之前，我必须提醒你：如果你想用一种充满诗情画意、盲目乐观的眼光看待人体，那么这本书不适合你。

自救妙招

我在每一章的"自救妙招"小贴士中，都提供了一些能帮助你摆脱身体攻击的实用技巧、建议和策略。我不会提醒你要眨眼和呼吸，我希望你已经掌握了关于生存的基本知识。即便如此，在我们开始之前，我有必要阐明一些对你的身体健康有全方位助益的生活方式。

饮食

饮食是所有生活方式积极变化的一个重要组成部分。目前，人们还没有就"最佳"饮食方法达成共识，但尽量减少超加工食品肯定是明智的，因为越来越多的证据表明，超加工食品对我们的肠道细菌不利，饱和脂肪酸含量高于理想水平，而且纤维含量普遍较低。我不准备提倡任何一种健康饮食法，而且我认为，有不同的食物供我们选择，在一定程度上是一件难得的幸事。因此，我直入主题，重点介绍一些你应该积极寻找并经常食用的食物：

- 植物性食物，如蔬菜、水果、谷物、豆类、坚果和种子。它们营养丰富，还含有具有抗炎作用的生物活性植物化学物。
- 海鲜（如果你吃鱼的话），尤其要选择富含油脂的鱼，如鲑鱼、鲭鱼或沙丁鱼，因为它们富含有益于心脏健康的 ω-3 脂肪酸。
- 发酵食品，例如可以促进肠道有益菌生长的希腊酸奶、泡菜或酸菜，以及含有不饱和脂肪酸的橄榄油等。

总之，你喜欢并让你感觉良好的饮食就是最好的饮食。吃蛋糕和保持健康并不排斥，没有一种食物会破坏或促进你的健康，饮食讲究的是模式和坚持。通常而言，适度是关键，数量决定是否有不良影响。

水合作用

考虑到你是一个行走的"水袋"，根据常识，你应该知道你需要防止自己变干。当身体缺水时，它会从包括大脑在内的其他器官中窃取水分，这是不明智的。

但是反过来，你的身体也无法承受太多的水。你的下丘脑（大脑中的晴雨表）在运行时总是有轻微的延迟。所以，你的身体需要等一段时间才能意识到水箱里的水已足够。如果在非常口渴时鲁莽地短时内喝下 5 升水，细胞里就会有过多水分，从而导致钠的水平低于临界值，这是一种潜在的致命疾病，叫作低钠血症。

所有这些都表明你的身体是多么脆弱。它可以在暴风雪、殴打甚至失去四肢的情况下生存，但是就像窗台上可怜的室内植物一样，浇水不足或浇水过多都可能导致可怕的后果，尽管在当时看来，浇那么多的水似乎是一个好主意。为了保持身体的正常运转，你应该每天摄入大约 2 升的水。

运动

有一种神药可以全面改善你的健康状况，唯一的问题是你不能吞下它。相反，你必须忍受它，或者通过某种方式让它变得令人愉快。这种药就是运动。

静止不动是一个无声的杀手。现代社会给我们带来的最大祸害就是久坐不动的生活方式。通常，政府对活动量的指导意见比较温和，是可以较容易达到的。诚实地问问自己，你每周进行过多少次150 分钟中等强度的体育锻炼，更不用说任何力量训练了？

各种证据都表明，运动可以降低过早死亡的风险。首先，在过了 30 岁这个成熟年龄后，你每 10 年都会失去大约 5% 的肌肉量。是的，30岁。一旦过了70岁，肌肉损失的速度就会翻倍，这就是提高肌肉力量的抗阻力训练可以对生活质量和预期寿命产生巨大影响的主要原因之一。总之，任何形式的定期锻炼对身体和大脑都有好处，而且可以很容易地融入繁忙的生活方式中。运动真的是我们能做到的最接近现实版魔法的事情了。

酒精和烟草

吸烟和饮酒并不是必需品，但这两种嗜好都根植于我们的文化中。虽然几十年来人们一直在抵制烟草，但吸烟仍然是对身体最具破坏性的习惯之一。吸烟者不仅寿命缩短，而且健康状况不佳的年数也比不吸烟者多。吸烟除了大大增加患肺癌和各种肺部疾病的风险外，还会使你的外表衰老，例如，牙齿变黄、皮肤变薄、皱纹增多。更重要的是，吸烟引起的慢性炎症会增加患心血管和神经系统变性疾病的风险，并导致细胞衰老。乐观的一面是，戒烟可以迅速降低所有这些健康风险。因此，这本书建议戒烟是很容易理解的。

如果你认为电子烟更健康，那不妨再考虑一下。虽然我们可能仍然在搜集这些新型烟草替代品的长期风险，但迄今为止我们掌握的数据已经证实了许多风险的存在，包括肺相关炎症、肺功能完全衰竭——在某些情况下，肺功能完全衰竭的病人需要肺移植才能存活。很简单，如果你不想让你的身体杀死你，那么你唯一应该吸入的东西就是空气（需要时还可以吸入药物）。

　　酒精滥用也是对公众健康的重大威胁。过度饮酒与心脏病、肝病、消化问题、体重增加和癌症风险增加等各种健康问题有关。很简单，戒酒（或者至少减少酒精摄入量）是你能做的最有利于健康生活的事情之一。

第 1 章

人体的管道修理工

探索肠道和消化过程

纵观历史，我认为水管工挽救的生命比医生多。外科医生、内科医生和科学家获得了所有的荣誉，但我觉得是时候把其中相当一部分荣誉归于这个负责现代卫生和污水处理基础设施的卑微行业了。为什么？因为一个国家的给排水系统与人口健康直接相关。没有水管工，霍乱等致命疾病就会肆虐成灾，为养老金存钱也就没有多大意义了。

水管工和医生似乎是完全不同的职业。但是在维护公共卫生方面，他们的关系非常紧密。

身体是一座神殿。这是我们在谈到健康时经常提到的一句话，但事实远非如此。事实上，你的身体是一个复杂的塔楼，有定制的配件、层叠交错的排水管、偶尔回流的污水系统、众多挑剔的租户，甚至还有一些秘密通道。嘿，保持镇定！

翻开它的建设蓝图，大多数人在看到那些盘根错节的管道后，肯定会找业内人士帮助他们理清头绪。这时候，像我这样的医护人员就该出场了，如果我们当时没有别的任务的话。

正如我们的祖先最终明白了城市卫生设施的好处一样，我们有时也需要花一点儿时间才能认识到保持人类管道达到标准的重要性。如果你体内的管道出现泄漏或堵塞，这不仅仅是上门服务和刷信用卡的问题，其后果可能危及生命。

随着时间的推移，我逐渐认识到，作为一名医生，我的作用不仅是分发药片和药水。穿着外科医生的大褂，戴着外科医生的手套，我可能看起来更像一个文明的屠夫，但我的职责远不止于此。今天，我认为自己是人类修理工（你也可以说我是生物修理工），是一个像水管工一样的技工。就像汽车、建筑物和工具需要定期保养一样，人体也需要自我护理和定期保养，以避免——或至少推迟——痛苦、不幸和死亡。出于这些考虑，下面让我带你参观一下这些隐藏的管道、服务通道和排放口，它们构成了身体结构的中心部分——肠道。

卑微的开始

你有没有想过整个身体刚开始是什么样的？我不是说哲学上的样子，而是说在卵子受精后首先形成的是身体的哪一部分？是大脑、心脏、脊椎，还是眼睛？在回答这个问题时，我请你不要再像诗人那样浪漫了，因为事实上，在刚开始的那个神奇时刻，你只不过是一团细胞上凹进去的一个洞。是的，你的生命从肛门开始。

没有人能避开这个不幸的事实。我们都是以这样一个并不美好的方式开启生命历程的。现在，我们请哲学家回到房间里，因为这会引出一个问题：是否有人真的超越了这一点？

严格来说，人类属于后口动物。换句话说，我们属于胚孔（胚胎在发育过程中形成的第一个开口）变成肛门的一类动物。原口动物的胚孔变成了嘴，但人类无一例外是先形成肛门的，而肛门位于肠道的尾端。当精子冲破卵子的外膜后，胚胎分裂成多个细胞，最终成为囊胚。囊胚细胞从内到外撕裂，形成一个出口叫作胚孔，正如你可能已经猜到的那样，将来它会发展成光荣的肛门（可以说胚孔是肛门的另一个更复杂的名字，但由于某种原因，它从未流行起来）。不管你想叫它什么，你的存在始于一个漂浮在你母亲子宫里的游离的胚胎肛门，这既是一个残酷的事实，也是一种高雅的侮辱，如果你愿意这么说的话。

胚孔愉快地漂浮在羊膜囊中，不停地一开一合。与此同时，它会逐渐变宽，最终贯穿囊胚，在另一侧形成嘴巴。是的，这听起来就像那种你看了一半就后悔的恐怖片，但请耐心地听我说下去。到了第 6 周，这个肛门连着嘴巴的外星混血儿已经进化得更像人类了。此时，你开始在脐带（脐带是连接你和胎盘的安全绳）内发育肠道了。幸运的是，也许你的眼睛到第 8 周才开始发育。在那之前，当你的肉体通过一系列变化，转变成你现在这个样子的雏形的时候，你在很大程度上是看不到的，否则这个恐怖过程肯定会给你留下创伤。

"最好还是不要那样做"

如果你曾经从头开始造过什么东西，比如用麦片盒制作机器人怪物（只有我做过吗？），你就会知道，在刚开始的时候，它呈现出的样子与成品毫无关联。当你还是一个 4 周大的人类胚胎时，你的新生胚胎肠道的形状就完美地体现了这一点。通过一系列折纸式的复杂变化，它从一根简单的上下通达的管子变出一系列复杂的凸起，形成你的肝脏、胆囊、肠道、胰腺、食道、嘴和胃。

关于胚胎学以及我们肠道的发育过程，有一个问题一直困扰着我，那就是它为什么会发生这样的变化。它如何知道自己存在的目的？以小肠为例。它会在我们的胚胎体内盘旋，还会从胚胎体内进进出出。肠管中段（最终会变成你的小肠，以及大约 1/2 的大肠和阑尾）的生长速度很快，以至于你刚开始发育的腹部容纳不下它们。于是，这部分肠管会被排挤到外面，直到几周后你的腹腔足够容纳它们，它们才会蜿蜒而回。

如果这种微妙的舞步出现任何错误，就有可能导致婴儿出生时患有脐膨出——肠道在腹腔外的一个囊中发育。即使对于外科医生来说，这也是非常可怕的，必须立即手术，让肠道回到它本来的位置。此外，还有可能导致肛门直肠畸形（肛门和直肠发育不全，阻碍正常的大便通道）、肠旋转不良（肠道褶皱的方式不正确，容易扭曲）和肠套叠（肠道像望远镜一样回缩，导致肠道堵塞）等问题。在肠道复杂的发育过程中，只要有一个环节出错，就有可能导致各种各样的问题，上面列出的只是冰山一角。肠道问题可能导致陪伴终生的并发症，有时甚至会导致死亡。

看到这些肠管以及各种曲折变化，你应该会明白为什么我经常借用管道设施来谈论肠道。消化道（简称GI）是一个长长的、弯弯曲曲的管道，有阀门、配件和固定装置，它甚至拥有一系列家用电器的功能。更重要的是，整个系统是由我们现在所说的智能设备控制的。

零食激活

说到吃，大吃大喝可不像把洗澡水倒进落水管那么简单。是的，在你吞下午餐后，它就会掉到一个垂直的管子里。消化就在这里进行（所以，你的身体可以从食物中获取能量），因此它远不是让重力接管那么简单。从口腔到肛门的通道的每个转折处都危机四伏，但是消化过程非常神奇，这要归因于进化过程中一些拙劣的手法（进化为我们打造了一个有效的系统）。

消化的第一步并不是从食物碰到你的舌头的那一刻开始的。在你坐下来吃饭之前，这些齿轮早已开始转动了。甚至当你把开水倒进泡面碗中，酸酸甜甜的香味扑鼻而来时，你的消化系统就已经被激活了。吃些零食的诱人想法一旦滋生，就会向你发出信号。于是，一连串的反射作用启动，刺激你分泌唾液，同时产生更多的胃酸和各种酶，为大快朵颐做好准备。

摄入食物，从食物中获取能量，然后处理残渣，这些行为对你的健康至关重要。正因为如此，肠道是身处子宫之中的你最早发育的结构之一。在母亲子宫潮湿的环境中，随着一个肛门漫无目的地四处游荡，奇迹发生了。

是的，你长成了一个胎儿，但很快你就变成了一只"水蛭"。

脐带是把你和母亲绑在一起的安全绳。这个外部管道系统不仅

是你的生命线和食物来源，也是侵入那个可怜女人的门户。在未来
相当长的一段时间里，她的存在都将以你为中心。你躲在羊膜囊里，
被自己的尿液和其他液体包围着。你过着田园诗般的生活，不用担
心新陈代谢和废物管理的问题。大自然极致的送货服务为你提供便
利，所有营养都送到了你的门口，唯一代价就是你在长达 9 个月的
时间里给你的供应商带来不适——直到服务条款改变。

出生时，随着脐带被剪断，你的订购也就结束了。觉醒是一
个粗暴的过程，难怪你哭了。为什么呢？因为从此以后，你就要依
靠自己的管道来执行重要的消化和排泄功能了。从这一刻起，你体
内的智能系统就会开始发挥作用，让你的肠道自己进食、饮水和排
便了。

干杯！

你的肠道全天都处于活跃状态。它从沉睡中醒来，不仅仅是让
你把食物吞下去。它也比你想象中的垃圾破碎机复杂得多。例如，
当你感到尴尬的时候，你不仅会有两颊绯红的可爱表情，你的胃内
壁也会"脸红"，也会有类似于低头看着地面的表现。科学家不知
道胃部表现出这种间接不适感的目的是什么，但我们知道肠道并不
仅仅承担消化功能。它不是一个处于你身体的核心部位的外来蠕虫，
只为代表你执行一系列基本功能。它更像一个设计概念，会帮助你
认识到那里正在发生的事情有多么复杂。祝你晚上做个好梦！

考虑到这一点，让我告诉你，你的肠道在某种程度上也起到了
第二大脑的作用。这要归功于肠神经系统，它负责执行的任务之一

就是协同瘦素（饱）、胃促生长素（饿）这两种饥饿激素，在你饥饿和饱腹时发出信号。甚至在你产生"饿怒"感时（在缺少食物时容易发怒的奇怪感觉），它也在其中发挥了一些作用。我们都知道你吃的东西和你的感受密切相关。事实上，所有人都可以说出一些代表味道的词汇，这些词汇能激发和提振我们的情绪。给我一片香蕉蛋糕，我的怒火肯定就会烟消云散。这不仅仅是因为食物和记忆之间有某种联系，还因为数万亿的微生物殖民者已经征服了你的肠道，并以之为家。

最盛情的主人

即使独居幽室，我们也永远不会孤单。事实上，在我们体内生活着数万亿微小的房客，它们的数量超过了人类的总数。自从地球上出现生命以来，它们一直存在。它们比人类出现的时间更早。毫无疑问，在人类灭绝后，它们还会长期存在。

当然，我们说的是肠道内的细菌群，没有它们，我们的身体就会出问题。这些微小的有机体统称为微生物组。据我们所知，微生物组大约有 4 000 种细菌。虽然数量很多，但它们的主要作用是让你活着，这样它们才能茁壮成长。你在这个生态系统中的作用很重要。你的职责是让它们开心，你也可以从中得到福利。不健康的生活方式很容易破坏它们微妙的平衡，这有可能间接地给你带来各种各样的问题，例如自身免疫功能障碍、慢性肠道疾病等。

现在，我们把微生物组学当作现代研究的一个领域。对"小动物"或"微小生物"（也就是我们现在所知的细菌、寄生虫和其他各种单细胞生物等微生物）的描述，最早可以追溯到 17 世纪，从制作亚麻窗帘的学徒变成科学家的安东尼·范·列文虎克用他手工制作的显微镜，四处查找这些神奇的有机体。在探索这个当时未被发现的世界的过程中，范·列文虎克在他自己的牙菌斑和他妻子发生性行为（抱歉，是研究）后的体液中观察到了细菌的存在。

被誉为微生物学之父的安东尼·范·列文虎克是第一个观察到精子运动的人（但这一荣誉值得商榷）。这无疑打开了我们的眼界，让我们看到了自己体内的这个世界。从那时起，人们就把注意力转移到了这些微生物的作用上，而不仅仅是关注它们的种类。

人类花了将近 4 个世纪的时间才认识到微生物群落不仅仅是病原体。现在我们知道，它们在决定我们生活状况方面起着复杂而又重要的作用，包括训练你的免疫系统，通过释放激素和化学物质来影响你的行为，帮助你分解难以消化的食物，甚至向我们注入它们的基因。

在认识微生物与人类之间的关系时，我们最好不要把自己看作个体，而是与一组微小有机体朝夕相处的团队中的成员。微生物组中的细菌种群承担了一个简单的、拯救生命的作用，那就是产生酶，将食物发酵成短链脂肪酸。香蕉、豆类、花椰菜、甘蓝和全谷物等食物在小肠中难以消化。但是在进入大肠后，它们会被肠道微生物发酵或代谢，从而提供可获取的碳水化合物。这些小家伙的干劲儿也非常足。在你的一生中，它们会处理大约 35 吨食物。

尽管被设计成一个乌托邦，但就像任何社会一样，微生物组的黑暗世界也有捣蛋分子在那里游荡，艰难梭菌就是其中之一。即使是内心坚毅如铁的医护人员，听到艰难梭菌的名字，也会头皮发麻，两腿发软。艰难梭菌会导致腹泻和结肠炎症，通常发生在长期使用抗生素之后。（抗生素本身就会影响肠道健康，因为它会消灭大量有益和有害的肠道细菌，并可能使肠道内部的战斗偏向黑暗的一方）。

你与有益菌和有害菌的关系非常复杂，简而言之，你的存在要归因于它们的存在。或许，肠道微生物组可以被认为是一个完整的、被忽略的器官系统，对于你的生存而言，它和跳动的心脏一样重要。

微生物组对你的生存至关重要，因为它可能影响大脑的发育和性状。你的肠道可以释放信号分子，与中枢神经系统对话。有了微生物这个同谋后，肠道可以通过所谓的脑-微生物群-肠轴与大脑谈判。这条内置的高速公路是使你成为人类的一个支柱，担任信使的微生物就沿着这条高速公路不断地来回传递信息。正是因为神经递质，我们才能在这里谈论这个自然发生的蓝牙通道，它让两个设备配对，协调如一地发挥作用。这个脑-肠轴可能做不到无论你在家里的哪个地方都能让你纵情演绎玛丽亚·凯莉的音乐，但两者之间的交流始终在进行。

全方位照护

尽管我们已经有了一些神奇的发现，但微生物组在某种程度上仍然藏匿在神秘的面纱之下。这主要是因为人类的大脑没能解开它们的秘密。我们已经知道的秘密是，菌群的构成在某种程度上取决于我们的饮食。

那么，我们如何才能最好地照护好身体内这个微生物群落，让它们成为有益的伴侣呢？首先，微生物组渴望多样性。这意味着我们要吃各种各样的食物，尤其是植物类食物。我们耳熟能详的饮食口号"彩虹饮食"确实有一定的科学依据。

你的肠道细菌最喜欢的大餐是纤维。有的（但不是全部）纤维被称为益生元，可以为你的肠道细菌提供有益的营养，帮助它们苗壮成长。肠道里的细菌还喜欢吃一种叫作多酚的分子，蓝莓、特级初榨橄榄油、黑巧克力和咖啡中都有这种分子。这些食物能有效地帮助健康的肠道生物群落保持良好状态。酸奶、开菲尔、酸面包以及一些奶酪，通常含有活的细菌，也就是益生菌。味噌、泡菜和酸菜等发酵食品含有益生菌，这是细菌分解某些食物后分泌的有用分子，比如脂肪酸。归根结底，平衡、健康的饮食能确保你拥有所有三个"生物基础"。

最后，我说说让你的肠道细菌不开心的事情。大量食用红肉，尤其是那些依赖超加工食品的饮食，会扰乱微生物组。原因尚不完全清楚，但人们认为，某些肠道细菌在接触消化道里的大量红肉后，会释放出有害的化合物。过量摄入红肉会在体内引起轻度炎症，影响生物组平衡。当然，生活就是要适度。你的肠道细菌不可能完全杜绝偶尔出现的焦糖甜甜圈，但你应该保持健康、均衡的饮食。我们经常说某种食物"对你有好处"，其实是指它对你的肠道微生物组有好处。让肠道里的这些寄居者开心，它们就会帮你照看好你的肠道。

发人深思

在中学学习生物学时，消化是我一直难以掌握的一项内容。到医学院就读后，我发现消化的知识比我之前学到的更复杂，于是我更加晕头转向了。在深入研究医学教科书后，我发现食物通过人体的过程非常微妙，需要精确而微妙的步骤加以协调。直到我作为一名外科医生亲自操刀并亲眼看到蠕动的肠道后，我才意识到消化就相当于我们点燃一个炉子，通过它推动生命所必需的功能。我甚至认为肠道是身体最重要的部位，尽管心脏和大脑可能会对此提出异议。

简而言之，消化就是通过消耗外部环境来构建内部环境。我们摄取各种气体（空气）、液体（茶）和固体（汉堡），提取生存所需的物质，然后干净利落地丢弃废物。我们以为这一切都发生在我们体内，无法通过眼睛看到，就像让旺卡巧克力工厂运转的奥帕伦帕人。但是，如果我说你的肠道和消化过程不是在体内，而是在体外呢？

这确实是一个与众不同的概念，但消化系统并不真的在我们体内。我们的身体是以一种错综复杂的方式构成的，从嘴蜿蜒到肛门的整个消化道就像从一个外部孔通向另一个外部孔的深邃的沟渠。它是外部世界的一个成员，但是从我们身体中穿过，我们只是它的一个便利的管道，就像为地铁专门建造的隧道。

消化的艺术（更像是波洛克而不是达·芬奇的作品）就是消耗外在，将其转化为内在。这是最深入的反省。我们现在的样子和物理形态，是消化的副产品。归根结底，它是一系列令人恶心又协调一致的复杂生化反应和方程式产生的始料未及又大受欢迎的副作用。

实际上，内在和外在之间并没有明显界限。但是在文化、社会和性的层面上，我们一直试图偏执地否认微妙的内在活动。几百年来，我们一直努力隐藏和否认来自我们身体内部的声音和气味，从刺耳的呻吟声和打嗝声，到身体下面的"风管乐队"发出的自然管乐，再到从身体出口排放出来的各种气味。你闻到了吗？不是我干的。

偶尔，提示我们身体里藏匿着一头被我们称为消化系统的野兽的任何事物，都会使我们感到困惑、尴尬，甚至害怕。我们试图通过使用芬芳乳液、除臭喷雾剂、香味湿巾和通风系统，彻底消灭代表它运行良好的所有标志。控制环境是人类的基本本能，这自然会延伸到我们体内的生态系统。人类社会发起了一场游击运动，有效地消除了表明我们其实是缠绕在外部的一根弯曲管子上的所有证据和痕迹。我们的任务是净化自己，消除所有与之相关的气味、声音和倾泻而出的实物（有时是从上下两端）——这些东西让我们如此恐惧。

肠道漫游指南

现在，我们知道微生物组在管控你的肠道方面起着重要作用，就像一群负责内部管道的微型管道工。接下来，我们了解一下哪些设备负责处理进入系统的食物。上端的嘴巴就像一台高端的厨余垃圾处理器，会咀嚼你扔进嘴里的所有东西。你把食物嚼碎到合适的程度后，会把它吞进食道。然后，胃就像洗衣机一样转动，把深入胃部的粉碎食物团与胃液混合到一起。诚然，你可能不希望衣服被这样处理，尤其是你的胃还会在混合物中加入酸。虽然酸有助于分解食物，但是对你精致的衣服没有多大好处。

接下来，你会使用胰腺和胆囊提供的消化酶。这些消化酶是没有商业包装的高端洗衣剂，含有可以分解淀粉的淀粉酶、粉碎蛋白质的蛋白酶和去除油脂污渍的脂肪酶。

当食物从你的小肠排出的时候，这种硬核的清洗过程已经完成，食物看起来像一碗非常寡淡的、让人没有食欲的汤。这时，它看到了一个饥饿的接受者，正在那里等待着接手下一阶段的工作。你的结肠在最后的冲洗和干燥过程中起着至关重要的作用。除了再一次吸收水分和电解质外，它还是你体内大多数微生物的滋生地。微生物就是在这里完成它们脏兮兮的工作的，它们发酵、分解各种食物，释放必需的营养物质，然后在直肠中留下巧克力色的沉积物。（在我们继续之前，请休息一会儿，随意吃点儿零食吧。）

肠道是人体中最被低估的器官之一。它其实不是一个器官，而是四个器官，包括胃、小肠、大肠，还有承受压力更大但更鲜为人知的肠系膜。肠系膜是一种黄色的扇形脂肪结构，负责向肠道输送血液。肠系膜也是一个被低估的器官，直到2017年才被授予"器官"的称号。没有它，肠道就没有力量。如果贪心一些的话，我们甚至可以大胆地认为胆囊、肝脏、胰腺和食道都是肠道家族的一部分。总之，这些相邻的结构都不可避免地与消化过程的生产线有紧密的联系。

全凭一张嘴

如果灵魂居住在肠道里，那么嘴巴就是窗户。我们可以用嘴做很多事情，但我最喜欢用嘴做的事情是吃东西。

值得庆幸的是，它有源源不断的唾液、一副牙齿和一种叫作舌头的蛇形肌肉结构。在它们的大力支持下，嘴几乎可以摧毁进入体内的任何外来入侵者。你的嘴里也藏匿着一支细菌大军，它们形成了你的口腔微生物组，是保护口腔健康的前线。

嘴是第一道防线，在敌人发起最初的进攻时就会大量消灭它们。咀嚼似乎是一件苦差事，但它会减少胃的工作量，降低消化不良和腹胀的可能性。

为了帮助咀嚼，口腔中的腺体会分泌一种叫作唾液的透明液体。你可能会吐唾沫以表示厌恶或愤怒，但归根结底，唾液是在我们饥饿或者想到、看到或闻到我们爱吃的食物时触发的。唾液不仅会润滑口腔，为你狼吞虎咽做好准备，它还含有少量过氧化氢，可以杀死细菌。我已经提醒过你：你的嘴巴会打化学战。

更重要的是，唾液含有镇痛成分，比医生给你开的任何药都强。所以，如果喉咙痛，你会发现吃点儿东西，或者只是嚼口香糖，刺激分泌含有止痛化学物质的唾液，就可以缓解你的症状。事实上，唾液中甚至含有一种尿液中的成分——尿素。它有助于平衡口腔的酸碱值（pH），保护牙齿。唾液的确是一种多功能液体，但它最重要的成分是唾液淀粉酶，可以帮助分解食物。

在唾液的支持下，你的口腔微生物组是决定你的口气的一个核心因素。毫无疑问，即使你的健康状况尚佳，在早上醒来时你也曾想过为什么你爱的人在靠近你的脸时会皱起眉头。在大多数情况下，你呼出的刺鼻气味是以腐烂的食物为食的细菌产生的。例如，化学物质腐胺（腐烂组织中含有）和尸胺（尸体中含有）有腐烂和死亡的气味。你肯定不想在别人身上闻到这些气味，同样，这也可以解释为什么你上班时可能会去找一个"核隔离区"。

为科学而吞咽

我第一次拿着一个细细的、带灯的、可以弯曲的望远镜，把它伸进病人的喉咙深处的情景，就像小时候玩经典的靠电池供电的棋盘游戏"Operation"一样，我小心翼翼地将仪器沿着食道伸入胃中，甚至进入了小肠的前部。肠壁是如此脆弱，令我大为惊奇。我意识到内窥镜的任何不正确的移动都有可能引起疼痛，甚至刺穿肠壁。但是在医学上，内窥镜术有时能帮助发现病人反流病的原因，或者在早期发现癌症或肿瘤，因此手术的好处远远超过了这些小风险。

在消化系统有很大一部分尚有待探索的 19 世纪，医学先驱以医学科学的名义冒险时自由度略高一些，难度略低一些。为了观察连接嘴和胃的那条通道，德国医生阿道夫·库斯莫尔制造了一个装有小灯和镜子的管子。库斯莫尔意识到呕吐反射可能会破坏他的探索，于是灵机一动，雇用一名吞剑者来测试他的新设备。它打开了食道的内视图，是我们现在所知的内窥镜的早期设计：一种帮助医生观察肠道内部的小型相机。

食道颂歌

就像蠕虫通过收缩波浪形肌肉在地面上爬行一样，你的消化系统也利用同样的简单过程来运送食物。这被称为蠕动，当肌肉交替收缩和放松时就会发生，像在体育场人群中传播的墨西哥人浪一样。食物就是这样被推动着，在你的食道中穿过。值得庆幸的是，这个过程不受重力限制，这就是为什么当你倒挂着的时候，你仍然可以吞咽食物和饮料。但还是不建议这么做。

如果你真的想这么做，别忘了，人类的身体距离灾难始终只有一步之遥。首先，在你的胃肠道系统的上端就有隐患在等着你。糟糕的设计也有可能受到赞誉，你的胃肠道系统同样如此。说它糟糕，是因为你的食物管道（食道）就安装在你的空气管道（气管）旁边。它们还共享了同一个入口（咽），占据了从鼻子到喉的所有空间。为了确保食物和饮料不会通过呼吸道误入肺部，你长出一个很小的片状组织（会厌）。吞咽时，它会关闭通往气管的入口。所以，如果你和朋友一起边谈笑边吃东西，食物就很容易走错方向，溜进你的呼吸道，然后你会窒息，眼球鼓起，让整个餐厅彻底安静下来。

没有人比经常呛住的婴儿的感受更深刻。根据可靠的资料，婴儿对人类的存续来说非常重要。那么，我们是如何最终形成这种危险结构的呢？

这种有时会致命的奇怪结构是进化的权衡，是迫不得已的妥协。事实上，喉位于我们颈部的下部，这是因为这个位置比上部更有利于我们发声和说出复杂的话语。因此，它要与我们的食道竞争空间，这给这个组合加入了危险因子：如果出错了，你就有可能死亡。

　　如果我们想要重新协调这种二合一的管道安排，为人类进食和呼吸设计彼此独立的开口，就必须牺牲人类特有的美好特征。说话、唱歌、对着撞到你的宝马车司机大喊大叫：所有这些简单的快乐都必须放弃，这样我们才能在大快朵颐时不会窒息。当然，也可以做出其他安排。例如，鸟类的气管和食道之间有一个大间隙，这意味着它们不会在唱歌时因为不小心吸入蠕虫而从树枝上掉下来。问题是，只要把两个开口分开，就必然要让另外两个开口更靠近。对于人类来说，如果我们想边吃边说且没有窒息风险，就必须像我们长翅膀的朋友一样有泄殖腔——尿液和粪便的公用排泄管。值得注意的是，鱿鱼的情况更糟，食物会穿过他们的大脑。在我看来，仅仅为了一边吃法棍面包一边呼吸而不会呛住就接受这样的安排，付出的代价太高了。从这个角度来看，下次当你一边吹嘘你的公园跑步成绩再创新高，一边还在大口吃着意大利面时，也许要小心了。

自救妙招

　　我可能不需要解释为什么气道阻塞看起来情况有些不妙，但还是解释一下吧。即使大脑短暂缺氧，也可能是有害的。通常情况下，身体会像离开水的鱼一样做一些反射性的动作，咳、呛、呕吐，拼命地想把进错通道、令你不舒服的食物清除掉。如果你发现身边有人憋得脸色乌紫，有几个方法可以让你成为拯救别人的英雄。

海姆立克急救法是以其发明者、医学界的特立独行者、胸外科医生亨利·海姆立克博士的名字命名的。在它诞生后的几十年里，许多人认为这是拯救窒息者的唯一方法，很大程度上这是因为在好莱坞电影上这个简单的动作被证明能奇迹般地挽救生命。海姆立克急救法有用，但它肯定不是唯一选择。它甚至可能不是在桌子上或者地面上使用的最好的急救法（取决于你施救的受害者在哪里挣扎）。

用手掌根部反复击打（叩击）窒息者肩胛骨之间部位是同样有效的早期选择。该方法的粗暴程度可能远低于环抱窒息者，尤其适合救助老年人。现在，大多数窒息急救方案都建议叩击背部 5 次。如果不能解决问题，那就用一只手抱住窒息者腹部中部，向后上方用力，完成 5 次腹部冲击（以前被称为海姆立克急救法）。如窒息者仍处于窒息状态，则应立即拨打急救电话。

关门！

你的食道末端有一个可能更安全的单流阀，叫作食管下括约肌。它是你的食管下端和胃部的连接点，是香辣鸡翅和胃酸反流最先损害的括约肌。如果有过多的胃酸反复从这个阀门回流，就会把你的食道弄得一团糟。这通常发生在凌晨 4 点左右。有时，这个括约肌可能会有点儿不正常，就像一扇漏风的门。一旦如此，你感受到的肯定不会是清风徐来，而是从地狱伸过来的触须。

胃酸的味道

在胃这个煨炖炉里，你吃下的食物被唾液、黏液和胃酸吞没，在肌肉此起彼伏的剧烈收缩的作用下被搅成食糜，变成半固体、部分消化的糊状物。

19 世纪的科学家在胃是如何工作的问题上意见不统一。一些人猜测这是肌肉收缩碾碎食物的机械过程，一些人认为这是一个化学过程，还有一些人则认为这可能是两者的混合。奇怪的是，这个问题的答案要感谢医学史上最不道德的实验之一。

1822 年，一位名叫亚历克西斯·圣马丁的加拿大皮草猎人被滑膛枪的流弹意外击中。弹药在他的中腹部留下了一个拳头大小的洞。按理说，这足以让他毙命。但是，在军医威廉·博蒙特的努力下，他活下来了。伤口还未愈合，圣马丁又开始了皮草猎人的生活。因此，皮肤和胃连到了一起，形成胃瘘。博蒙特博士发现，在适当的光线下，他可以透过这个天然的光圈观察病人的胃的活动。他意识到这是一个实时观察消化过程的机会，是一扇了解这个神秘过程内部运作机制的窗。

在接下来的 10 年里，博蒙特博士与他的人类"玻璃鱼缸"建立了一种可能不是那么道德的工作关系。博蒙特完成了一系列的实验。他说服可怜的亚历克西斯·圣马丁吃下各种各样的食物。他凭借肉眼，透过瘘管观察消化过程，然后取出残渣进行分析。甚至有传言说博蒙特把舌头伸进了瘘管，以确定胃液酸涩而神奇的特性。博蒙特博士正是通过这些令人厌恶甚至作呕的实验，才推断出我们的消化液是由黏液、酶和酸组成的。

胃产生的消化液中最重要的成分之一是盐酸，因此这种强效化学混合物足以去除金属上的锈。它不仅在消化过程中发挥了核心作用，与此同时，还可以杀死胃里的有害菌。那么，是什么阻止盐酸穿过胃壁从内部将我们变成一摊液体呢？答案是黏液。这种物质覆盖在胃的内壁，形成一堵隔绝胃酸的保护墙。值得庆幸的是，黏液往往会占上风。如果它输掉这场奇特的战斗，结果可能以胃溃疡的形式呈现出来，非常痛苦。

结合科学知识和干预措施，我们找到了让我们的身体自己对抗自己的方法。非甾体抗炎药（NSAIDs）就是一个很好的例子。这种常见的非处方药经常被贴上布洛芬的商标，通过减少疼痛信号分子前列腺素的产生来缓解疼痛。它通过阻断一种叫作COX-2的酶来实现这个目的，效果非常不错。但是，前列腺素的另一个功能是减少胃酸，增加黏液的产生，为胃黏膜提供自然调节。服用大剂量的布洛芬，或者长时间服用布洛芬，会增加溃疡（就是胃上出现一个洞）形成的风险——作为一名外科医生，我讨厌治疗胃溃疡，因为它会给病人带来痛苦，还有可能夺去他们的生命。

我们知道黏液保护墙也有可能被一种叫作幽门螺杆菌的细菌破坏，从而让胃酸得以通过。但是长期以来，科学家错误地认为溃疡与压力或辛辣食物有关。直到20世纪80年代，巴里·马歇尔博士故意摄入了一种他怀疑会引发严重胃炎（胃溃疡形成的前兆）的细菌，才改变了这一状况。在自己身上进行的实验使马歇尔博士极为痛苦，同时呕吐不止，但这也使他提取到了自己的肠道样本，从而证明了细菌不仅存在而且是致病原因。通过一个疗程的抗生素治疗就可以很容易地治疗细菌感染，所以马歇尔博士恢复了健康。他发表了自己的发现，并因此获得了诺贝尔奖。

肠道时间

在胃把经过预制处理的食物分解成食糜后，这些令人愉快的混合物就会进入通向小肠的大门。这道门也被称为幽门，在拉丁语中是"守门人"的意思。

胃将 50% 的内容物排入小肠大约需要 90 分钟。因此，在睡觉前的两三个小时内避免吃东西通常是一个好主意。这意味着你没有吃饱肚子睡觉，因为饱腹睡觉可能导致消化不良，并严重影响睡眠。

如果你还为甜点留出了空间，想睡个好觉可能就更难了。你有没有想过，为什么即使饱餐之后，你总是能再吃一个甜点呢？嗯，关于第二个胃的故事是真的。

就像你的嘴里有味蕾一样，你的胃里也有味觉感受器。它们可以识别出某些食物的价值，并告诉我们去找到它们。我们应该感谢我们的祖先留给了我们这个祖传的反射，因为在饥荒时期，甜食代表着能量密集和高价值的商品。因此，当你享受甜食带来的喜悦时，它会触发胃的味觉感受器，产生饥饿激素——胃生长激素释放素。这种影响腰围的物质在推翻大脑之前向你传送已经吃饱的信号，并敦促你在饥荒来临之前囤货。如果看到糖浆布丁后无法抗拒（即使你已经吃撑了）的情况再一次发生，你要知道，这可能是你的第二个胃让你的决心功亏一篑，因此你可以把责任归于生物特征。

挽起我的头发

通常，通过消化道的旅程是单向的，但是在偶尔发生意外时，一些内容物会沿着消化道逆向而行。

恶心是最邪恶的症状之一。从进化的角度来看，这是你的身体在发出中毒信号。身体往往在适当时候发出警告，它们是导致呕吐的不愉快过程的一部分。你即将生病的一个早期信号是唾液分泌增加，即口腔内涌水。其实这是你的身体想保护你的牙釉质，因为它知道你胃里的酸性物质即将被迫进入嘴里。我们可以把它看作一种内在的自我照顾行为。

自救妙招

通常情况下，如果胃需要排斥它的内容物，你基本上无能为力。但是在某些情况下，与恶心有关的感觉是可以控制的。众所周知，姜有抗恶心的特性（主要是因为它含有化学物质姜辣素），很多人发现嚼姜糖甚至姜根能缓解恶心症状。这个效果是通过增加胃排空到小肠的速度（加快胃排空）来实现的。

如果恶心是由于晕车，那么想好眼睛看向哪里是摆脱困境的关键。为什么呢？因为当眼睛和平衡传感器不匹配时，大脑会认为这是中毒了。当你以一种你无法控制的方式旅行时（比如在船上或汽车上），关键是要看向地平线。这会缓解感觉和眼前景象之间的不协调，有助于眼睛和平衡传感器更好地协调信息。因此，如果你真的晕车，就应该坐在车的前面，尽量看向地平线。

胆汁发挥作用的时间

在食物进入小肠的第一部分后（假设你没有因为多吃布丁而呕吐），它会受到 3 个神奇器官产生的助消化物质和酶的欢迎。胆囊和胰腺的功能至关重要，但是与潜伏在腹腔里的那头野兽相比，它们就相形见绌了。我指的是那个棕红色的大块头，善于新陈代谢的怪物，腹部最令人憎恶的东西——肝脏。

不管你吃了什么东西，即使是不那么聪明的人才会吃的东西，肝脏都会将它们代谢掉，也就是说，把你输送到肝脏的东西转化为能量。它会嘲笑你最喜欢的网红推荐的排毒产品，因为它在一分钟内处理的毒素比喝一辈子排毒果汁排除的毒素都要多。消化系统将营养物质全部输送到这个巨型工厂。它有多个部门，可以分解脂肪、提取能量，还能产生蛋白质、激素和阻止伤口出血的凝血因子。

对科学家来说，确定肝脏有哪些功能是一个长期的挑战，但我们知道至少有 500 种功能。肝脏十分复杂，任何机器都无法复制它的功能。肝脏受损（我们通常称为肝功能衰竭）的唯一治疗方法是移植新的肝脏。就像神秘博士一样，它的再生能力强得令人难以置信，作为外科医生，我们通常不需要置换病人的肝脏。在必要的时候，你甚至可以把你 70% 的肝脏捐给别人，捐出的肝脏会长成一个功能齐全的肝脏，而你体内剩余的肝脏在几个月后就会恢复正常。

公平地说，如果没有肝脏，我们的身体会一团糟，但这个器官最重要的职责是产生令人恶心的绿色液体，它对分解食物中的脂肪至关重要。就像连环杀手可能会在车库里放一大桶酸一样，胆汁是身体的首选处理液。肝脏制造消化液的能力十分强大，产生的大量消化液储存在它的伙伴——胆囊中。

胆汁主要含有使脂肪乳化的酸和盐。胆囊能很好地履行锁定肝脏的职责，但有时在你最需要的时候，它停止工作。在医学院的解剖室里，我经常因为这个奇特的身体结构而惊叹不已。我解剖的每一具尸体的胆囊基本上都是一样的，但胆管的结构有着令人难以置信的变化。它们起自肝脏，与胆囊和小肠相连。胆囊确实是人体结构中最多变的部分之一，正因为如此，从病人身上摘取胆囊可能非常危险。事实上，研究表明，如果连接肝脏和小肠的胆总管受到损伤，可能会使患者少活 10 年。

我见过太多不正常的胆囊，对它们又爱又恨。在最好的情况下，它们确保消化系统终生都能持续分解你的食物犯罪的证据。在最坏的情况下，它只不过是一个简陋的储存袋，里面有可能形成胆固醇或胆红素小球，使你感受到痛苦。

大约 10% 的人的胆囊中会长出胆结石。幸运的是，很少有人会出现症状，但有的人会痛不欲生。由于现代人生活无度，胆结石已逐渐成为常见疾病。暴饮暴食和高脂肪、高胆固醇饮食会增加胆结石形成的机会。胆结石就像坚硬的鱼子酱一样，可以转移到胆囊管中，最终阻碍胆汁的流动，引起炎症和疼痛，并可能迅速加剧这种情况。

这就是我讨厌胆囊疾病的原因，因为胆囊管堵塞会给病人带来无尽的痛苦。胆囊在吃饭时收缩，挤出胆汁，但想象一下，如果那个袋子里装满了石头呢？很快，病人就会害怕茶歇时间。

出于不同的原因，摘除胆囊对病人和外科医生来说都是最令人满意的手术之一。如果你的胆囊出了问题，将它摘除就可以立即结束痛苦和不适。这也是我工作中常见的一个疾病。但一切并不仅限于胆囊。胆结石偶尔还会游离出来，沿着一条被禁止的路径来到胰腺附近。胰腺是一个同样重要的器官，会产生消化酶。如果有喜欢冒险的胆结石出现在胰腺附近，就会阻碍酶的流动，于是酶开始攻击胰腺本身。这就是所谓的胰腺炎，这是你的身体在提醒你，它有能力成为你身体内的克拉丽斯·史达琳和汉尼拔·莱克特。令人担忧的是，严重胰腺炎的死亡率高达 1%。

关于胰腺，我们能说些什么呢？首先，没有多少人知道胰腺的存在。它躲在腹部深处，看起来像一个不能吃的迷你玉米棒。只有当胰腺不履行职责时（其中之一是产生胰岛素），人们才会真正注意到它。但是当它试图暗中杀死你时，它也会成为人们关注的焦点。胰腺癌的存活率是最低的，因为当症状出现时，通常为时已晚。它就像心怀不满的员工，装出一副卓有成效的样子，人们很难发现它暗中破坏业务的勾当。

在考虑到胆汁储存可能出现的所有问题时，也许我们应该回顾一下我们对肝脏的爱，问问为什么它不能产生适量的胆汁，而是有时超量生产。这是一个很好的问题，但答案与水务委员会在被问及为什么我们需要一个水库时给出的答案相似。存储很重要，因为它最终关乎按需交付。

自救妙招

如果你有胆囊问题，就应坚持低脂饮食。这是有道理的，因为这会减少胆囊收缩以挤出胆汁的需要（胆汁可以乳化脂肪）。如果你不幸长了胆结石，你绝不希望胆囊一直绷得紧紧的。这种疼痛会让人难以忍受。对大多数人来说，即使改变饮食也只是权宜之计——"治愈"胆结石的唯一方法就是切除胆囊，至少在我们找到不用手术就能消灭胆结石的方法之前，别无他法。

重新评估阑尾

当我第一次看到真实的阑尾，看到它附着在结肠的第一部分，在腹部的缝隙中颤动时，我立刻想起多年前这个蠕虫状的结构几乎要了我表弟的命。不过，正因为它试图杀死我的家庭成员，我必须客观地评价它。人们认为，阑尾在肠道微生物组的繁殖中起着重要作用，就像一个有益细菌的储存罐。对于一个有腹泻疾病的患者来说，这非常重要。自古以来，腹泻往往都被归因于不卫生，但我敢说，今天在TikTok视频平台上的一些"泻药挑战"可能同样应该受到谴责。不管出于什么原因，拉肚子都会减少肠道内的细菌。虽然没有阑尾，我们也可以生存，甚至茁壮成长，但人们相信它可以起到修复的作用。

"结肠"香水[①]

手术中，我打开病人的腹部后，看到了像吸水膨胀的乌冬面一样的肠道，不过这是巨人吃的乌冬面。一想到这么长的一根管子，在弯曲盘旋后勉强能塞进腹腔，我就不由得惊叹不已。小肠位于腹部中间，长约20~25英尺[②]，但我们需要显微镜才能彻底看清它。这是因为它的内部有大量细小的手指状突起，叫作小肠绒毛。这些突起上还有更小的突起，称为微绒毛，两种绒毛都增加了吸收表面积。这非常合理，因为我们90%的食物都是在小肠中吸收的。食物以每小时6英寸[③]的速度穿过这一区域，这比你狼吞虎咽的速度要慢得多。

大部分的食物被小肠吸收，剩余部分进入大肠。你可以把大肠

---

① 原文"Eau de colon"（结肠水）是"Eau de cologne"（古龙香水）的一个常见拼写错误。——译者注

② 1英尺≈0.305米。——编者注

③ 1英寸≈0.025米。——编者注

想象成人体的排污管道。重要的是，在最终废物准备好回到地球之前，大肠还要再一次吸收水分和盐分。

"排便"创伤

在人的一生中，肠道可以处理大约 11 000 千克粪便，这和一头大象的重量差不多。在你成年后，消化道里随时都有几千克粪便，也就是说满满一肚子都是屎。

在成为医生的第一年的第 5 个月里，我在外科轮转，和住院医师（我的上级医生）一起待命。外科住院医师是一种可怕的生物，无论他们走到哪里，都会让人吃惊、敬畏和恐惧。我这么说，是因为我已经做了多年的住院医师。尽管我可能很努力，但我从来没有达到预期。在查病房时，我看到一位腹部膨胀的老年男性病人。那个可怜的家伙看起来就像怀孕 9 个月了，我真的希望我能帮上忙。于是，我开始像敲鼓一样敲打他的腹部。它发出空空的声音，表明腹部充满了气体。

我怀疑他可能是乙状结肠扭转。老年人患这种病的风险更高，因为大肠的一部分（乙状结肠）会自我扭曲。这是特别危险的，因为长时间扭曲会导致疼痛加剧，更糟糕的是，还会导致血液供应受损和坏死性肠炎。遇到这种情况，需要及时处理。

我战战兢兢地走向住院医师，把自己对这位病人的评估结果告诉他，然后询问我下一步的治疗方案。他看着我，好像在嘲笑我的无知："你需要用肛管排气。去做吧，做好了告诉我。"

这是一个特别艰巨的任务，因为我从来没有见过插肛管。我只知道这是一根塑料管，要插入病人的肛门，以促进结肠内容物自由流动。

我无可奈何地在YouTube视频网站搜索做这个手术的视频，然后从器械室里抓起肛管，迈着不太坚定的步伐，去看那个病人。那天，我穿着一件漂亮的蓝色衬衫和斜纹棉布裤。不幸的是，稍后发生的事情与我的衣服扯上了关系。

按照我在网上找到的说明，我把病人摆成胎儿的姿势，把小塑料管插入他的肛门。起初……嗯，什么都没有。于是，我把管子稍微往里推了推，只听到病人发出痛苦的尖叫，接着在嘶嘶声中，一股刺鼻的硫磺味气体很快充斥着整个房间。正当我觉得大功告成，准备歇口气时，一股棕色液体从我手中的管子里喷了出来，毫不客气地向我袭来。

我呆若木鸡。就在我要掩饰对病人的厌恶时，住院医师走了进来。他露出和我一样的表情，但很快就变成了喜悦。

"这是手术俱乐部的第一条规则，"他一边说，一边保持着距离，而我的病人则松了一口气。"一定要把肛管对准房间里资历最浅的人。"

"明白了。"我有一种受到创伤的感觉。

"第二条规则，"他接着说，"如果你不想让我觉得你不聪明，那就在插入肛管之前把它的另一端接到袋子上。"

排便简史

排便是消化过程的终点，但幸运的是，排便不是持续稳定的涓涓细流。即使身体技能完善，每个人的排便速度也各不相同，所以不要和同事比排便频率。把这些话留到养老院吧。

"除了死亡和缴税，世上没有绝对的事"这句话并不全面。排便是不可避免的，没有人能不排便。无论你坐在宴会厅的哪个位置，是坐在主桌还是坐在仆人的座位上，无论你吃什么，都会以同样的形态排出来。它被认为是禁忌话题之一，从医疗从业者的角度来看，这是无益的。人们要么不愿意说出自己的担忧，要么根本没有意识到潜在问题的警告信号，因为这不是一个公开谈论的话题。所以，作为一项公益事业，让我带你穿过这个神秘的医学通道，把我们的如厕习惯暴露在阳光下。

长期以来，社会、宗教和文化一直试图将排便行为视为人类肮脏的小秘密。我有过这样的亲身经历。在 20 世纪 90 年代初，我去印度探亲时，经常看到有人用手处理人类粪便，清洁肮脏的公共厕所。这些人叫作达利特人，是可怕的落后种姓制度的不幸受害者。长期以来，社会迫使这些地位低下的人处理高等人的粪便。有时候，粪便真的会从上传到下。

抛开压迫不谈，不管社会地位如何，唯一能让任何人觉得自己像国王或王后的，就是他们自己的白瓷王座了。从皇家便壶到公共厕所和茅坑，科技进步催生了现代坐式可冲水厕所，一个适合如厕者思考、暂时让他远离现代生活压力的座位。现代厕所是人类的隐私和卓越结构之间的一个转换点，虽然减轻了许多因卫生条件差和露天排便而滋生的疾病，但也引起了痔疮、憩室病等肠道疾病，甚至便秘——城里所有拼命用力排便的人都是因为这个原因。但很少有人意识到，由于我们对所谓"文明"厕所的热爱，这些痛苦往往会降落在西方世界的人的身上。

　　你可以将这场现代健康危机归咎于座位的诱惑。为什么？因为你排便的姿势可能会导致肠道末端承受高压。内部压力增加会让某个部位膨胀，要么导致结肠中形成球状疝（称为结肠憩室病），要么让肛门四周青筋鼓起（俗称痔疮）。

排便的时候会发生什么？

　　坐下来后，你有没有想过你的身体是如何协调排便的？到底是什么触发了排便？即使是最简单的东西，有时也需要非常复杂的工艺才能制造出来。

　　这个会发出声响的简单过程需要身体完成各种各样的扩张和收缩运动。这些扭曲动作一开始受本能驱使，但它们是大师级的，所以我们把这种行为斥为"上大号"似乎有点儿刻薄了。

　　在完成从结肠末端到直肠的最后一段下降过程时，粪便换了一个挡位，继续向前推进，清理直肠组织的褶皱，就像在行星裂谷中穿行的千年隼号飞船一样。当肠腔扩张并充满食物的最终演化物时，直肠壁上的牵张感受器提醒我们，可能该"出货"了。作为回应，肛门内外括约肌开始它们永恒的拉锯战。肛门内括约肌将粪便向外推，肛门外括约肌在确定不失礼仪前会阻止这股"褐色浪潮"。

　　尽管两个括约肌看起来是对立的角色，但它们被命运绑在一起。就像阴和阳一样，两者都不能独立存在，你应该为此感到庆幸。肛门内括约肌只负责完成一些简单原始的反射，是潜意识的表现。肛门外括约肌是你的契约佣工，它服从你的大脑的命令，使你能随意控制括约肌。

当时机成熟时，两者将有效合作，让闸门打开。

幸运的是，你的身体有一种区分放屁和排便的机制。就像某种排泄超能力一样，直肠肛门抑制反射（RAIR，亦称肛门采样机制、肛门采样反射、直肠括约肌反射或肛门直肠采样反射）可以检测到后门的包裹是固体还是气体。最终，直肠肛门抑制反射可以让你安全地放屁，即使大便也迫在眉睫。这是无法用金钱衡量的。

然而，即使是校准得最好的仪器也会出现偏差。在区分液体和气体时，这种反射并不是万无一失的。所以，当你遇到大便比平时多的时候，不要盲目认为自己是要放屁，除非你正坐在马桶上。不可否认，在公共场合放屁时排出粪便是一个人最惨痛的经历之一（这是我听说的）。

任何声称自己不放屁的人都是撒谎。放屁是消化过程的一部分，是将空气与食物一起吞咽下去造成的结果（没有人在真空中用餐）。我们都会放屁，即使我们试着憋住，体内的气体也会流出来。不管气流小到没人能察觉，还是你是那种肆无忌惮地放屁的人，我们平均每天都要放 14 个屁。每个屁主要是由氢气、氮气和二氧化碳等无味气体组成。只不过其中还有一种含量极低的成分叫作硫化氢，它会冲击我们的嗅觉。这种化学物质散发出一种像臭鸡蛋一样的气味，是屁的气味难闻的原因。虽然有些人的肠道气体中含有甲烷，但是这种化合物不是以甜香收尾，也没有任何气味。

肛门外括约肌可以随意控制（这说明你知道排便和放屁的区别），但肛门内括约肌不行。极端年龄的人（婴儿，偶尔也有一些老年人）通过反射作用排便时，肛门外括约肌不能随意控制。大便失禁有可能是身体损伤、神经损伤、便秘、腹泻、直肠丧失粪便储存能力、极度恐惧、炎症性肠病、心理或神经因素、分娩或死亡等原因引起的。

假设你能控制排便，但你的处境不允许你在有便意后付诸行动，比如说你准备在公共游泳池里游 10 个来回，那么直肠里的粪便通常会通过反向蠕动回到结肠。结肠会再次吸收粪便中的水分并将其储存起来，直到横结肠和降结肠再一次大规模蠕动。

当时间和地点都适合排便时，你会表演一个瓦尔萨尔瓦动作①。它和牙线舞不同，不是一个有意识的动作，而是一种本能的推动冲动。通过向封闭的气道鼓气（屏气使劲排便），腹部的压力增大。接着，盆底肌肉放松，会阴下降，肛门外括约肌打开，将你制造的粪便送到世界上。

大便用力，徒劳无益

由于女性的内脏器官更多，如卵巢和子宫，因此女性的结肠比男性略长，也更曲折。女性的排便通道可能没有男性的排便通道肌肉发达，而肌肉有助于推动内容物通过，因此女性比男性更容易便秘，即感觉排便困难的一种常见情况。虽然每个人排便的速度不同，但如果你一周排便少于三次，就可以称为便秘了。

为了打好"反便秘战"，人类发挥了聪明才智，制造出了泻药。

---

① 瓦尔萨尔瓦动作，是一种特殊的屏息呼吸法。——译者注

有的泻药通过让大便保留更多水分来软化大便，被称为渗透性泻药。有的泻药则通过增强大便的吸水性，使其更容易通过，被称为容积性泻药。此外，刺激性泻药有助于肠道收缩，而灌肠是一种通过"后通道"参与战斗的泻药。

虽然泻药可能对男性和女性的偶尔便秘有帮助，但它们不是一种治愈方法，而是一种权宜之计。事实上，泻药会给你的消化系统和里面的微生物造成压力。过度使用泻药甚至会削弱肠道肌肉和神经反应，影响肠道功能，从而使你沉迷于利用泻药来维持肠道功能，所以使用泻药时一定要慎重。事实上，长期大量使用某些刺激性泻药，如番泻苷，有可能在你的结肠壁上留下豹纹图案。虽然路易威登牌结肠无害，但并不是一种时尚。

便秘的原因有很多，但通常都可以归结为如厕习惯。肠道的神经会充分适应我们吃的食物类型和吃饭时间，以及我们的运动量和饮水量。肠道甚至知道现在是白天还是晚上，以及我们通常什么时候上厕所。如果一切顺利，计划就会执行，你的大便也会如期排出。任何干扰（比如睡眠习惯的改变、旅行或重大饮食变化）都会扰乱肠道，从而影响你的第二大日常工作。

自救妙招

学会避免屏气用力排便会降低患痔疮的风险，还会大大降低直肠脱垂的风险。从本质上讲，你的肛门不能像望远镜那样伸缩。脱肛可以治疗，但是非常痛苦，而且也可以避免。为了避免这种痛苦，把上厕所的时间限制在 10 分钟以内，如果可以，最好不要超过 5 分钟。

另外，要保证摄入充足的水分，每天通过饮食摄入 30 克纤维。事实上，你的粪便由水（约 75%）、细菌和未消化的纤维组成，而饮食中的水和纤维有助于保持大便柔软，使它们可以轻松排出。在饮食中达到这个摄入量并不难：一个苹果，一把坚果和半罐豆子就已经达到你每天所需纤维量的 1/2，再喝 6~8 杯水就够了。

排便的变迁史

研究人员发现，人类的排便速度可达每秒 0.8 英寸（约 2 厘米），排便通畅时平均用时 12 秒。这两个数字和大多数哺乳动物惊人的一致，无论体形大小。

正是受此启发，2003 年，以色列医生多夫·斯科若夫进行了一项不寻常但很有趣的研究，并将结果发表在《消化疾病与科学》杂志上。他把病人分成 3 组，每组采用不同的排便姿势。一组坐在离地 16 英寸的马桶上，另一组坐在离地 12 英寸的马桶上，最后一组蹲在地上的一个塑料盒上方。

他让参与者自我评定排便的轻松程度，评分范围从轻松到困难不等，并记录排便总时间。使用 16 英寸马桶的人报告他们总耗时约超过两分钟。坐在 12 英寸马桶上的人的排便速度稍快一些，但这两组的排便速度都比不上蹲着排便的那组，他们平均只耗时 51 秒。蹲着排便的人对排便难易程度的评定也更有可能接近于毫不费力。

如果我们以这项研究作为证据，证明蹲着是更有效、更舒适的排便方式，那么我们为什么要坐到马桶上呢？

为了打破现代坐便器对排便的束缚，你需要改变姿势。你可以把你的肠子想象成一根长长的橡胶软管，你正准备用它给园子里的植物浇水。如果软管弯曲和扭结，就会导致水需要更长的时间才能到达出口，水压会因阻力而减弱。但是，如果软管是直的，阻力最小，那么水压和流速都会达到完美。

当你双腿呈 90 度角坐直排便时，耻骨直肠肌会导致直肠弯曲，你必须用力才能让大便通过。耻骨直肠肌是骨盆底的一块肌肉，像吊索一样围绕在直肠周围。当你直立甚至坐着的时候，这个吊索状结构会让你的直肠形成一个令人愉快的弯，因为它使你能够控制排便。粪便的流动被阻止了。但是在蹲着时，耻骨直肠肌制造的弯曲就会展开，大便就会畅通无阻。如果追踪直肠这个词的词源，甚至可以追踪到拉丁语单词"rectus"，意思是直的。更重要的是，蹲或者只是抬高膝盖这个动作会导致腹内压力上升，因此排便时无须那么用力。

自救妙招

那么，我们如何确保"直射"呢？从本质上讲，要达

到最佳效率、促进健康，排便是需要技巧的，而这一切都
与角度有关。

首先，直角是错误的。如果躯干与臀部呈 90 度角，那
么环绕直肠的耻骨直肠肌实际上会拉得更紧。这会导致直
肠弯曲，影响排便效果，因为你的直肠没有形成畅通的下
降通道。

其次，采用蹲式。我指的是躯干与臀部呈 35~60 度角
（实际上就是蹲着），或者让膝盖高于臀部。这很容易，只
要坐在马桶上，把脚放在凳子上，或者身体前倾，让脚掌
着地，就可以做到。这会让臀部放松，耻骨直肠肌松弛。
去掉堵塞点后，你可以毫不费力地轻松排便。

矿井中的金丝雀

无论通过分析动物粪便预测未来的古代预言家和神秘主义者，
还是关注病人排便细节的医生，都认为粪便与健康之间有着某种联
系。他们的理由很充分。肠型和肠道发生的任何明显变化都可能预
示着更深层次的紊乱。

如厕后，有必要观察一下你排出的粪便。也许你会觉得它有一
种令人毛骨悚然的吸引力，但更重要的是，看一眼有可能挽救你的
生命。人类粪便的自然颜色从棕色到黄褐色不等，这是身体健康的
信号。在身体出了问题时，粪便的颜色可能会发生变化，这就是为

什么密切关注粪便是了解肠道健康状况的一个有效方法。

如果粪便呈陶土色，就说明胆汁不足。这可能意味着肝脏和肠道之间的管道堵塞了。身体通道堵塞不是一件好事，所以在看到粪便呈灰白色后，就应该去看医生。

深红色或黑色的粪便表明消化道某处可能有出血点。它还会散发铁腥味。新鲜血液呈鲜红色，表明要么是活动性大出血，血液快速穿过肠道，没时间消化，要么出血点在胃和小肠之后的某个地方（大部分消化是在胃和小肠里完成的）。通常出血点位于结肠或肛门区域，可能是因为长了息肉，或者是其他良性结构，如痔疮，也有可能是肛门组织撕裂——肛裂。

除了颜色之外，粪便稠度变化也与身体内部健康有关，值得注意。如果腹泻持续数周，应怀疑有肠道炎症、肠癌的可能，甚至是甲状腺等看似根本不相干的器官的疾病（如果甲状腺过度活跃，有可能加速肠道运动）。如果粪便浮在表面，看起来很油腻，这可能意味着你的胰腺受到了感染、炎症或酒精的打击，不再分泌可以消化脂肪的脂肪酶，因此粪便的脂肪含量很高。便秘，特别是一反常态且持续数周的便秘，可能是肠癌的警告信号。

我要强调的是，便秘也可能是一系列健康问题的症状，比如没有喝足够的水或摄入足够的纤维，激素紊乱和糖尿病。通常，便秘不是一种诊断结果，而仅仅是某种疾病的一个症状。无论粪便的状况如何，它都能告诉你很多关于身体健康状况的信息。值得庆幸的是，我们不需要动用我们的手指，因为被普遍认可的布里斯托大便分型图可以帮助我们辨别情况。

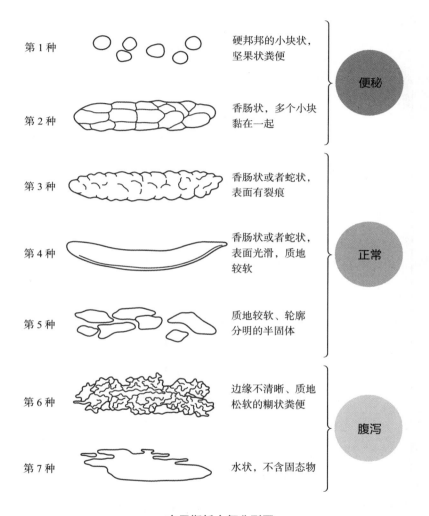

第 1 种　硬邦邦的小块状，坚果状粪便

第 2 种　香肠状，多个小块黏在一起

便秘

第 3 种　香肠状或者蛇状，表面有裂痕

第 4 种　香肠状或者蛇状，表面光滑，质地较软

第 5 种　质地较软、轮廓分明的半固体

正常

第 6 种　边缘不清晰、质地松软的糊状粪便

第 7 种　水状，不含固态物

腹泻

布里斯托大便分型图

像兔子粪便一样的颗粒得 2 分或 3 分，说明你可能便秘了。首先，这意味着你可能需要改善饮水习惯、增加饮食中的纤维摄入量。如果你的粪便得分为健康的 3 分或 4 分，那么你就得到了粪便之神

的祝福。如果你的粪便看上去像是经过食品搅拌机而不是消化道的处理，得分为 5、6 或 7 分，那么你很可能受到了腹泻恶魔的侵扰。

自救妙招

　　最起码，消化问题会让人感到不舒服。最严重时，你的身体有可能利用不良的饮食和如厕习惯来制造足够的问题，夺取你的生命，所以，你应该和你的肠道友好相处。与肠道保持健康的关系意味着你的粪便不会成为问题。除了保持水分，通过水果、坚果、意大利面和全麦面包摄入重要纤维以外，还要做到以下几点，使肠道保持良好状态：

- 最大限度地照顾好你的微生物组。把肠道里的众多微生物想象成家里的宠物。照顾好它们，它们就会回报你。这意味着要吃各种各样的食物来促进微生物组的多样化。确保你的饮食包括大量的植物性食物、全谷物、高纤维的水果和蔬菜（目标是每周 30 种植物），不要拒绝那些富含多酚的食物。
- 让身体动起来。众所周知，日常锻炼有助于刺激肠道，从多个方面帮助排便。
- 不要憋大便。长时间憋大便会显著减缓你的排便速度。提前做一些计划会有所帮助，可根据肠道生物钟的需要为定期如厕留好时间。那么，"定期"排便到底是什么意思呢？坦率地说，没有黄金标准。每个人都有一个定制的"结肠转运时间"。有的人一天大便三次，有的人则精简为每周三四次。你的身体最清楚该如何选择。和肠道好好合作，会提高你上厕所的效率。

- 定时。每天遵守上厕所的时间安排，做到定时排便。理想的时间是早餐后，因为这有助于你利用胃结肠反射——当你的胃向肠道大开绿灯时，肠道开始收缩。时间不宜过长，以几分钟为宜，排便时尽量不要用力过猛。

- 友好对待。肛门周围的皮肤又薄又娇嫩。用力擦拭有可能导致肛门内壁撕裂（肛裂），从而导致疼痛和出血。湿巾似乎是一个不错的选择，但它们含有可以杀死有益细菌的化学物质，容易导致直肠受到细菌、真菌和酵母菌的感染。用干卫生纸擦拭是可以的，只要你从前向后擦拭，避开生殖器区域（尤其是女性），但实际上它和干树叶没有太大区别。用水清洗是最好的选择。使用坐浴盆（就像一个水龙头朝上的马桶）是清洗肛门的最佳方式，但如果你没有坐浴盆，那么把厕纸沾湿，或者在淋浴喷头下用手清洗（先用厕纸擦拭）就可以了。只是在穿上裤子之前，一定要把屁股擦干。

肠子的直觉

我们知道，在肠胃系统和大脑之间有一条信息高速公路，它对我们的身心健康至关重要。但是，你有过"直觉"吗？这种本能似乎缺乏证据，却无可辩驳。你有没有想过为什么会这样？

你的直觉不是一个哲学概念，而是有科学依据的。这是你的大脑和肠道之间的相互作用，两者协同工作，利用你过去的决定、经历、记忆和你在清醒状态下无法感知的多余信息合成数据。最终，这会给你一种看起来情绪化，但是很一致的模糊感觉。虽然你可能会认为这是一种发自内心的感觉，是情绪高于事实的一个例子，但这些潜意识的暗示根本原因在于生物特征。

直觉一直是艺术作品的灵感来源，是许多职业运动员的制胜法宝，也是发现你的伴侣过着双重生活的第一步。在某些文化中，这种奇怪的第六感甚至被解释为神的预示，就像一种超自然的未卜先知。实际上，它是一系列复杂的神经递质信号和肠神经系统（胃肠系统中的神经元网）产生的电火花。

最新的研究表明，你的肠道微生物不仅感知能力比你强，还能帮助你确定它们想要什么食物，从而确定你想吃什么。在仔细阅读了有隐晦含义的菜单后，这些饥饿的微生物可以向你的大脑发送化学信号，推动你摄入它们生存所需的任何东西。服务员！

无论我们如何理解肠道－大脑相互作用对生活的影响，我们的理解对医学的未来都具有重要意义。归根结底，它代表着对于某些疾病如何在肠道中形成，进而影响大脑的这个问题，我们可能取得的重大突破——大脑是我们在手术室灯光的指引下探索的下一个主题。

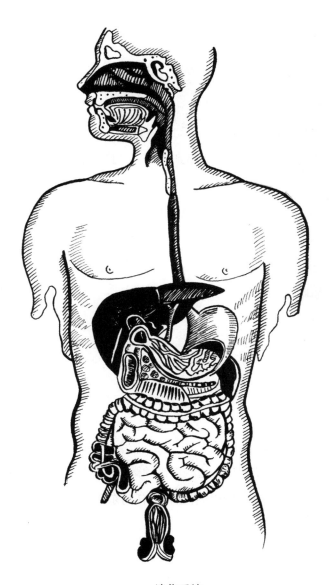

消化系统

健康秘诀

　　这里有一个可以帮你节省时间和精力的健康秘诀。锻炼时竭尽全力是有好处的，但事实上也应该有限度。在运动高峰期，人体平均需要动用大约 60% 的肌肉，职业运动员可能会把这个比例提高到 80%，但我们留一些肌肉作为后备军是有原因的。

　　如果你使用 100% 的肌肉力量，最终结果不会很好。在这种情况下，与普通人相比，你可能看似拥有超人的力量，但你的肌肉可能从骨头上撕掉，使骨头折断或者撕裂韧带和肌腱。

第 2 章

照亮一生的操作系统

大脑中的电与光

用软件的术语来说，你的大脑相当于早期的计算机操作系统。它充斥着糟糕的代码，在你最需要它的时候，它慢吞吞地加载，还总出错。这个所谓的最先进处理器更喜欢看猫的表情包，而不是睡觉，尽管其中一种活动显然比另一种活动对它更有好处。看看大脑的各种故障和缺陷，即使你认为它是由一群酗酒的蹩脚工程师建造的，也是可以理解的。

你的大脑是装在由骨头制成的笼子里的一块令人生厌的肉，重约 1.3 千克。它的重量不超过你的体重的 2%，但是它会大量消耗你的自然资源。平均而言，大脑会消耗你的 20% 的能量储备。

抛开性能问题不谈，你的大脑有一个令人惊讶的复杂结构，大约包含 860 亿个神经元。这些细胞构成了身体的信息高速公路。它们通过环保的电信号和化学信号相互交流。每一次信号交流都会跨越神经元之间的微小间隙，即突触。它们可以在一瞬间将信息从你的大脑传递到你的食指，于是你伸出手挖了一下鼻孔。

人类的大脑并不满足于管理饮食、呼吸和排便。今天，它想要变得更复杂，在艺术、诗歌和发送 TikTok 视频平台表情包这些方面一试身手。问题是，你头骨里的操作系统并不是为我们在现代生活中所做的许多事情而设计的。说实话，我们迫切需要一个新的系统。但在那之前，我们别无他法。就像我们所有人一样，你只能在生活中不断磕磕绊绊，希望中央控制单元一直在正确地操纵一切。

给自己命名的器官

当我第一次拿起人脑时，我觉得它比我想象的要重得多。别担心，我不是在地下室，也没有戴着我心爱的人皮面具，而是在就读医学院第一年的解剖课上。

随着课程的进行，解剖学老师向我们展示了各种各样的大脑。为了展示横断面结构，其中一些大脑已经被切开。大脑里有各种各样的脑叶、脑室，还有复杂的神经纤维和被称为脑沟裂的凹槽。每次看到大脑，我都会想，这团精致的东西曾经支持过某人的希望、梦想和情感。它发出的光照亮了那个人的一生，但现在它熄灭了。

在我第一次亲密接触大脑的多年后，我协助完成了一台神经外科手术。这时候，我发现活人大脑的黏稠度更像白软干酪，而不是尸体标本。死亡的大脑更像是冰冷湿滑的花椰菜，尤其是上面还有一层厚厚的防腐剂。（请不要在公共场合大声朗读这段话。）

人类的大脑看起来像一个核桃（巧合的是，核桃是一种特别好的"健脑食品"），但实际上它一分为二，被一束叫作胼胝体的神经纤维连接在一起。虽然两个半脑分担着大脑的一些功能，例如，身体的左侧很大程度上是由右侧大脑控制的，反之亦然，但两个大脑半球并不像许多错误观点认为的那样独立运作。你可能听过有人说他们是"右脑型"或者"左脑型"，意思是某个大脑半球占主导地位。这是因为人们认为右脑处理更具有创造性的功能，而左脑擅长组织或分析技能。大脑的某些区域似乎专门负责特定的任务，比如视觉或语言处理，这个说法可能是对的。然而，目前还没有确凿的科学证据证明某个人的某侧大脑半球占主导地位，或者性格由此决定。你没有那么特别。

大脑的两个半球在不停地交流，它们也会协同工作并得出结果。事实上，你完成的所有动作几乎都是整个大脑多个区域协同的结果。通过可怕的裂脑研究（病人的胼胝体被切断，这是一种治疗严重癫痫的老式方法）以及对脑卒中患者的研究，我们对两个大脑半球之间的差异有了确切的认识。

不幸的是，所有涉及大脑的问题都不像它最初看起来的那么简单。大脑功能分区的想法几乎和你只使用了 10% 的大脑的说法一样荒谬。简而言之，你每时每刻都在使用 100% 的大脑做各种各样的事情。我们没有压制、隐藏任何已解锁的潜能。你已经发挥了大脑的所有潜能。

尽管大脑始终在全力运转，但它有时仍然会让我们大吃一惊。如果我告诉你，据记载，有人在遭受脑损伤后变得更聪明，有人甚至获得了天才的能力，更奇怪的是，有一个人在基本失去全部大脑后，整个余生几乎都一如常人，听到这些，你有什么感觉？

虽然我认为，我们可能需要换一个新型大脑，才能在现代世界中茁壮成长，但如果抛开这个想法，你的大脑是宇宙中最复杂的东西。它也是你身体中最重要的器官，至少你的大脑是这么认为的。不过，这句话的真实性有些可疑。

它名副其实，因为没有大脑，我们就没有思考、自我意识和语言能力。因此，它是维系我们存在的纽带。从理论上讲，要全面理解大脑，首先需要全面理解意识，也许还需要全面理解生命、宇宙和世间万物——但是我敢肯定答案是 42①。

那么，我们如何研究大脑呢？遗憾的是，神经科学和神经学面临着与其他科学不一样的难题。虽然脑部扫描和磁共振成像可以显示一个有意识的人的大脑活动，但很难理解这些活动是如何直接产生意识性体验或智力的。我们确实可以通过解剖大脑了解很多东西，但是解剖并不能一目了然地看出大脑的哪个区域负责哪些功能。

阿尔伯特·爱因斯坦的大脑可能是有史以来被解剖过的最著名的大脑之一。在爱因斯坦死后 7.5 个小时内，他的大脑就被人从他的尸体上摘出，随后被切成 240 块。按照他的遗愿，这一切都是以科学的名义进行的（我怀疑，这也是为了消除天才僵尸死而复生的可能性）。样本研究表明，爱因斯坦的大脑确实与其他大脑有一些细微的不同，比如胼胝体密度稍高。胼胝体是连接两个大脑半球，使它们能够交流的大脑区域。但是在绝大多数方面，爱因斯坦的大脑并

---

① 指道格拉斯·亚当斯在《银河系搭车客指南》中给出的关于"生命、宇宙以及任何事情的终极答案"。——编者注

没有与众不同的地方。

所以，如果切割大脑对我们没有多大帮助，那么我们如何有效地研究它们呢？

答案是：脑损伤患者。神经科学领域最有用的一些数据来自观察、研究脑损伤后幸存下来的病人及其性格和生活发生的变化。这向我们提供了一个不同寻常的对比实验，如果故意做这样的实验是不道德的。这也会让我们想到菲尼亚斯·盖奇。现在想起来，我觉得这简直是一个福尔摩斯的故事。

被击穿的大脑

菲尼亚斯·盖奇是神经科学领域最著名的病人。他于 1823 年出生于美国，长大后成为一名铁路建筑工头。25 岁的时候，他遭遇了一个意外，从此改变了我们对人类大脑的认识。

当时，盖奇正在用炸药爆破清除一块露出地面的岩石。他正要按下引爆器时，附近的几个工人分散了他的注意力。他转过身，迎面与飞来的铁杆相遇。这种又长又重的铁棒是用来把炸药塞进岩石里的，炸药爆炸后它会像火箭一样冲天而起。

结果并不是那么好。铁杆击穿了盖奇的左脸，从他的下颌穿过，然后一路向上，从左眼后面穿过左脑，最后穿过额骨破颅而出。

令人难以置信的是，盖奇没有死。事实上，事故发生后仅仅过了几分钟，他就清醒了，而且可以说话。在别人的帮助下，他甚至还能走路。但这个故事最奇怪的部分是在事故发生之后，盖奇不仅没死，还活了 12 年。他被给予了第二次生命的机会，但盖奇的性格发生了深刻的变化，甚至有人觉得他像完全变了一个人。

在事故发生之前，盖奇是一个勤奋、有责任心、非常出色的人。事故发生后，他变得冲动、放任、粗鲁。变化如此明显，以至于认识他的人都说他"不是原来的盖奇"了。

盖奇失去的大脑部分主要是额叶。这是负责自我控制和高级思维的大脑区域。记录表明，尽管盖奇伤势严重，但他的记忆力和注意力仍然相对完好。

在这个不寻常的故事的结尾，盖奇又恢复了往日的社交技能，这要归功于他家人的决心。在之后的生活中，失去了一大块大脑的他恢复成以前的自己。盖奇死于癫痫发作，这无疑与那次事故有关，但他死里逃生的不寻常经历为研究大脑功能提供了重要的窗口。总之，就像破裂的关系一样，这很复杂。

请不要砸头

类似于盖奇这样的奇怪故事不仅表明了我们现在已经掌握了多少关于大脑的知识，也表明了还有多少大脑知识是我们没有真正理解的。从本质上讲，我们的大脑必须继续研究自己，也许有一天我们可以找到一种方法，让我们所有人都能与爱因斯坦相媲美。但是在这之前，我们应尽可能避免脑损伤。《欧洲神经病学杂志》进行的一项荟萃分析显示，几乎所有的损伤都是纯负面的。所以，在临时抱佛脚准备考试时，让同伴用高尔夫球砸你的头并不是一个好主意。

周六晚上的急诊室

很遗憾，大多数头部受伤都不会改善你的生活。在急诊室工作期间，我遇到过许多大脑出问题的病人。通常情况下，如果就诊的病人头晕、流血，那么他们或被袭击、摔倒，或经历了道路交通事故。还有一些病人头痛得非常厉害，我总是希望这是偏头痛。偏头痛使人虚弱，但有时剧烈头痛可能是潜伏肿瘤的症状。

任何在急诊室工作过的人都知道，周末总是很讨厌，因为会有各种各样的醉酒受伤和服药过量的深夜狂欢者前来就诊。有一次，我和我的上级医生一起在急诊室坐诊，这里主要为创伤患者稳定病情。急救人员将一名在夜总会外遇袭的年轻人送到我们这里。

这个年轻人只剩一点儿意识，双眼紧闭。问他问题，大多数时候他只是哼哼。他说头痛得厉害，恶心。他明显意识不清，因为他认为自己还在夜总会里。急救人员说他们到现场时看到这个年轻人不省人事。在对他进行了简单的检查后，我的直觉告诉我，情况比看上去更糟。他的左瞳孔固定且扩大，这不是一个好兆头，通常意味着严重脑损伤。他的呼吸有点儿不规则，脉搏每分钟只有 55 次，血压为 180/80 毫米汞柱，高于年轻人的预期水平，同样不是很好。这些也是库欣综合征的表现，我们在医学院学过，但在临床实践中很少看到。这是颅内压增高的生理反应，表明这个患者的脑部可能有出血现象。

根据我的医嘱，患者接受了加急 CT（计算机体层成像）扫描。我注意到在屏幕上有一个柠檬状肿块，占据颅骨 1/4 的空间。这种特殊的形状是因血肿迅速扩大而形成的。在这个病例中，它卡在头骨和硬脑膜之间。硬脑膜是覆盖在大脑上的一层膜，它的拉丁语名称的字面意思是"坚韧的母亲"。

这种类型的出血称为硬脑膜外血肿。它有可能压迫大脑，因为血液聚集会导致压力增加。最终，当颅骨中的压力积攒到一定程度时，大脑就会有部分从颅骨中挤出来。这被称为脑疝，可能导致死亡。因此，病人被紧急转移到一个特殊的神经外科手术室接受治疗。对于这类患者，治疗效果取决于速度。虽不能急于求成，但同样也没有时间犹豫或拖延。只有在确诊病情，病人得到适当的治疗之后，我才有时间停下来思考。所有类似事件都突显了大脑的奇妙、复杂和脆弱，以及它在我们生活中的核心地位。这似乎是显而易见的，但有时我们需要被提醒，因为它在我们看不到的地方工作（或许你会说，大脑也在我们想不到的地方工作）。虽然我已经不再照管那个年轻人了，但我希望他能完全康复。

这类脑出血有 75% 发生在翼点，这是头骨最薄弱的部分，位于额骨、蝶骨、顶骨和部分颞骨的交界处。通俗一点儿来说，它位于头骨侧面，太阳穴的后面。由于骨头非常薄，所以特别容易受伤。在翼点的正下方是脑膜中动脉。由于没有骨头保护，这条动脉很容易破裂。除了这个脆弱的区域，头骨是一个非常方便的工具，相当于人脑内置的安全帽。它的设计谈不上完美，否则就没有必要制造安全帽来保护你的头了。

头昏眼花

头部并非只有受到一次性暴力伤害或者出血时才会出现问题。

许多轻微的头部损伤，虽然看起来是无害的，但一段时间之后就会发现同样具有危险性和破坏性。

许多拳击手在退役后认知能力下降，他们都有严重的失忆、协调性差等问题，通常性格也会发生变化。通常，这种综合征被称为拳击性痴呆，现在我们用慢性创伤性脑病（CTE）这个术语表示它，意思是与重复性创伤性脑损伤相关的进行性神经退行性疾病。它不仅出现在拳击中，而且几乎出现在包括英式和美式橄榄球在内的所有身体接触运动中。

所有可能重复发生低到中等程度头部创伤的身体接触运动都有导致脑震荡的风险，这通常是一种轻微的脑损伤，因被球、球棒或其他球员击中头部引起的。

"脑震荡"这个词来源于拉丁语concutere，意思是"剧烈摇晃"，而这正是在你的头骨内发生的事情。大脑平静地漂浮在有保护作用的脑脊液中，但碰到头骨会发生反弹。只需要很小的力就能让它完成这个动作。碰撞并不都是毁灭性的，但是会导致神经元损伤。

一个人只要发生过一次这样的脑震荡，患痴呆的风险就会随时间的推移而增加。事实上，一项涉及1.5万名参与者的关于头部创伤对大脑影响的大型研究（PROTECT研究）发现，3次或3次以上的脑震荡将对一个人的认知功能产生很大的负面影响，之后每再发生一次脑震荡，认知功能都会以指数级速度削弱。简单来说，大脑多次受到重击是有害的。

人们认为这与在颅骨中发生的"清洗"大脑这个自然过程带来的变化有关。通常在你睡着的时候，脑脊液会冲刷你的大脑，给它洗一个澡，清除白天堆积的有毒废物和碎片。人们认为，头部外伤会干扰这一过程。它会影响睡眠质量，并与神经退行性疾病的风险增加有关。

我们可以从中得到一个简单的教训：要像保护下身一样保护头部。毕竟，你不可能容忍你的生殖器每天受低到中等程度的冲击。

破解大脑

就像老式电脑操作系统一样，你的大脑很容易受到攻击。细菌和病毒在不断地敲它的门。当然，这可能是一个坏消息，但并不总是坏消息。此外，这套系统也很容易破解，这同样可能是灾难性的。但是在好人（也就是你）的手中，大脑是有可能改进并提高性能的。我们依次看看有哪些方法。

吃得更讲究一些

此时此刻，你的大脑极有可能被数百个微小的致病傀儡大师所控制。（之前，我已经向你们介绍过这些小家伙了。）我们知道肠道微生物不仅可以帮助消化和代谢我们吃的东西，还有助于合成某些神经递质，即多巴胺和血清素等。这些化学物质在中枢神经系统中起着重要作用。事实上，这些肠道细菌沿着一条迷走神经路线直通你的大脑（迷走神经有感受器与肠壁毗连）。这种宿主-微生物的相互作用强劲有力，而且不是单向的，大脑的状态同样会对肠道菌群产生影响。例如，压力会加剧炎症，从而破坏肠道景观和细菌种群。

自救妙招

如果你的肠道微生物不开心，它们的情绪会通过多种途径在你的大脑中表现出来，例如让你情绪低落、出现脑雾等。长期大量摄入加工食品的不健康饮食习惯也会导致动脉中胆固醇水平升高。这可能会影响血液流向大脑，从而影响大脑功能。保持你的饮食健康而均衡，不仅你的肠道会感谢你，你的大脑也会感谢你。

为了给大脑提供血液、氧气和营养，你需要铁来完成重物搬抬和运输物流工作。产生神经递质的酶也需要它。铁含量低会导致贫血，表现为疲劳、嗜睡、注意力不集中和情绪低落。

维生素D是另一种调节情绪的关键补充剂。神奇的是（有的人甚至认为它与黑魔法有关），人体里的维生素D大多是利用阳光制造的。传统观点认为，它是一种与骨骼和肌肉健康有关的维生素，实际上它的作用远不止于此。这种类固醇激素（严格来说，它不是维生素）还与记忆功能有关。维生素D缺乏还会导致情绪低落，这就是为什么人们有时会在阳光不足的冬季遭受季节性情感障碍。

情绪调节也在很大程度上依赖于摄入足够多的蛋白质（可以从家禽、海鲜、乳制品、坚果、豆类和鸡蛋中获取）。

它对神经递质血清素和多巴胺的合成至关重要，这两种物质都能调节情绪。

神经递质和激素是一方面，但要让脑细胞对它们做出充分反应，你还需要摄入适量的锌（可以从全谷物、坚果和早餐麦片中获取）。

饮食中最重要的成分之一是 ω–3 脂肪酸。这类脂肪酸参与构建大脑细胞膜，分为 3 种：二十碳五烯酸（EPA）、二十二碳六烯酸（DHA）和 α–亚麻酸（ALA）。前两种存在于鲑鱼等油性鱼类中，后一种存在于绿叶蔬菜和坚果（菠菜和核桃）中。虽然人体可以将 ALA 转化为 EPA 或DHA，但获取 EPA 和 DHA 的最佳方式是食用鱼类。值得注意的是，还没有证据证明 ω–3 脂肪酸补充剂与食物中的ω–3 脂肪酸有相同的效果。

脑雾

说到病毒等微型掠夺者对大脑的致病作用时，我们只需要看看目前的长新冠病毒的患者。即使是轻微新冠病毒患者，似乎也会有危险而持久的后遗症。即使病毒检测不再呈阳性，患者也会出现记忆力减退、缺乏动力和注意力不集中、情绪低落的情况，而且可能持续数周、数月，有时甚至时间更长。此外，科学家们还注意到，在感染前后，大脑都发生了显著的结构变化（从磁共振成像可以看到）。在某些情况下，长新冠患者的大脑体积缩小，与记忆相关区域的灰质密度下降。

在整个疫情期间，世界各地的医疗卫生专业人员都发现新冠病毒不仅攻击肺部，还会攻击大脑等远处的身体部位。他们还记录了患者有神经系统的症状和脑病（脑损伤的总称）的证据。

对长新冠的研究仍处于起步阶段，但病例数量不容忽视。毫无疑问，这是专属于我们这个时代的后病毒症状，但回顾历史，我们的大脑在之前其他疫情暴发时就已经受到过附带损害。

最著名的例子之一是 1918 年西班牙大流感暴发后不久，全世界数百万人出现了极度疲劳的奇怪现象。这种病毒后症候群被称为"昏睡病"或嗜睡性脑炎。人们认为流感病毒影响了中枢神经系统中产生多巴胺的神经元。患者不仅仅是感到疲劳，还会因严重的临床抑郁症和冷漠而致残。也许我们可以从中吸取教训，以应对未来的病毒性流行病。扑灭最初的大火是一回事，但断壁残垣中留下的东西可能同样具有破坏性。

"脑雾"虽不是一个医学或科学术语，但它准确地描述了许多患者因慢性疲劳综合征、脑损伤或后病毒症状出现认知障碍时所感受到的思维迟钝和迷惑。即使是处于更年期的女性，也会遭受这种破坏性的精神状态的折磨。如果你曾经觉得自己不能集中注意力，或者很难想起本来会在一瞬间想起的东西，那么你很可能经历了一定程度的脑雾。这并不罕见，但有这个问题的人经常不提，而是咬牙坚持。

非物理原因也有可能触发和加剧脑雾，如情绪和社会压力。例如，自 2020 年以来，大量未感染新冠病毒的人也出现了极度疲劳和其他认知问题。人们正在研究这些问题，重点是疫情带来的压力。

"你把它打开后又关上了吗？"

大脑就像那些令人沮丧的陈旧操作系统，你很有可能已经离不开它了。通常情况下，它会让你的生活更轻松。有时，它有令人惊艳的表现，但是偶尔也会暴露出效率低下的一面。尽管它有缺点，但你已经适应了。接下来，让我们看看它的一些奇怪的特征，以及你为了能正常运转而在潜意识里精心设计的变通方法。

· 访问限制

通常，你的大脑没有影响某些身体功能所需的合法凭证和安全许可。即使它自认为有这些权利，你的器官有时也会无视它。你的大脑从来没有发出过储存脂肪的直接指令，也没有命令你在商务会议或葬礼上兴奋起来。但是，这些事情确实发生了。

即使你的大脑真的在发号施令，它通常也只是对某些功能施加微弱的间接控制。这是通过反射这种自动默认路径来实现的，但反射与目的通常不是很适配。鸡皮疙瘩（即竖毛反射）就是一个例子。当毛囊底部的竖毛肌收缩并导致皮肤隆起时，就会发生这种情况。这对我们有羽毛或毛茸茸的前辈来说很有用，可以帮助它们做好准备，但对我们来说没有用，除非我们相信有鬼。

我们的大脑没有支配身体的根用户权限，它不能登录管理员账号或切换到开发人员模式。我们只是一个储存基因的容器，而基因实际上是真正的执行董事会。

　　然后是维护问题。为了获得最佳性能，大脑每天必须拿出长达 8 个小时切换到睡眠模式，有时甚至更长。这是一个至关重要的功能，但是这个设定经常被梦（包括噩梦）传递的难以理解的信息所破坏。

• 存储空间和损坏的文件

　　在医学院上学期间，我经常连续坐几个小时，听那些通常毫无用处的课（至少当时看起来没有用处）。我觉得我的大脑里有太多的信息，以至于有"装满了"的感觉。尽管有时我认为自己再也无法处理更多的信息，但我们巨大的存储能力是软件巨头们拼命想要得到的。即使我们感觉已经严重超负荷了，也永远不必担心有磁盘空间不足的问题。

　　我们的大脑中大约有 860 亿个神经元。每个神经元长满了突触，它们能链接到其他神经元，所以大脑中总计有超过 86 万亿个连接。你可能会认为这意味着我们可以记忆 86 万亿个数据点。事实上，每个连接本身可以记忆不止 1 个数据点，从而大大增加你的存储容量。

　　对大脑记忆容量和电脑存储容量之间进行所有这些比较时，都应有所保留。我们仍然不知道存储一个记忆需要什么。事实上，我们不知道单一记忆是由什么组成的。你只要知道你有足够的空间就行了。

　　尽管大脑有强大的存储潜力，但作为处理器，它简直一团糟。硬盘中充斥着大量垃圾信息，调用有用数据的难度越来越大。再加上随着年龄增长，回忆功能速度减慢，损坏的记忆文件和随机的关键数据在我们最需要的时候被删除，更不用说疾病的影响、我们的记忆文件柜普遍有伪造记忆文件的倾向，所有这些都导致你将因管理混乱而头疼不已。

- **错误记忆**

我希望你坐下来认真读下去。你的记忆大多是编造出来的，是虚构的。你的大脑不能像录像那样记录记忆。相反，它会对最重要的部分进行"快照"。然后，当你回忆事件时，大脑根据过去的经验和大量归纳，猜测在每次快照之间发生了什么。这就是为什么我们很容易给自己植入错误的记忆，或者让别人相信错误的记忆是真的。许多法律案件都证明了这一点，嫌疑人在审问胁迫下回忆起了"错误的记忆"。

事实上，当你回想过去时，你就是在抹去你的记忆。每当你回想一段记忆时，你都不是真的在回忆实际的事件，而是在想你最后一次想起的那段记忆。这导致你每次回忆某件事时，你其实是在创造一份该记忆的副本，它比之前的记忆以及更早的记忆更不准确。你对记忆的回忆基本上就是一个长时间的电话游戏。

提高大脑效率

当你使用电脑（通常是加载一些需要大量占用处理器的游戏）时，电脑会启动风扇，以防止过热。大脑不具备这种自动防故障机制。如果你要求太多，它就会出错。

例如，在看电视时，我必须提醒自己不要在手机上浏览社交媒体。"一心多用"会降低你的工作效率，导致错误率增加、精准度下降。通常，你需要返工，还要分别执行这些任务，所以你的效率会降低。无论你采取什么方式频繁切换任务，都会降低工作的质量和效率。萨塞克斯大学的一项有限研究观察了一心多用（发短信和看电视）的人的磁共振成像扫描结果。他们发现，这些人前扣带回皮质（大脑中涉及移情和情绪调节的区域）的密度降低了。

更重要的是，如果不断地将注意力从一件事转移到另一件事，就会导致前额皮质和纹状体迅速消耗含氧葡萄糖。即使在短时间内一心二用，也可能让你感到疲惫，因为你耗尽了大脑的能量储备。是的，你努力一次性地完成所有任务，这是值得称赞的。但实际上，你的头都要炸了，于是不小心在群聊里发了一张私密照片。

背景音乐的好处

毫无疑问，当你专注于一件事时，你的大脑会表现得最好。但在工作时听音乐的情况有些例外。我们有两套注意力系统，分别是随意注意和不随意注意。当你深度专注于一件工作时，你的不随意注意可能会因为生活中的声音影响而分散：来电通知或地板的吱吱声会将专注点从随意注意转走。然而，像背景音乐这样的低调输入可以起到缓冲作用，压制这些噪声，让我们的不随意注意保持忙碌。这就和在做重要事情时给狗一根骨头让它去玩一样。

节律性思考

还有一种效果极佳的提升大脑效率的方法。归根结底，就是与你的自然生物钟保持一致。人类受到几个周期的束缚，但我们现在要关注的是所谓的超日节律（ultradian rhythm），跟上它的步伐对你的大脑十分有益。

超日节律是一种重复的生物周期，在 24 个小时内以 90 分钟为周期反复发生。"ultradian"这个词的字面意思是"一天多次"。它在能量产生与恢复的管理中也发挥着作用，而且不仅仅局限于人类。植物、动物、真菌和其他各种生物也受它的约束。

当你睡着时，你的快速眼动（REM）模式与这些超日周期有关。但是在白天，它们对你的表现和活力有着至关重要的影响。在这个 90 分钟周期的第一部分，你的心率、大脑活动、激素水平和警觉性等生理参数都会上升。在这个周期接近尾声时，它们会随之下降。换句话说，当我们专注于高强度工作 90 分钟，然后休息 20 分钟时，我们的表现最好。遵循这个粗略的超日循环，密切配合身体机能的自然起伏，就可以有效地提升你的表现。

如何延长质保期

最终，时间的摧残会毁灭你的大脑。在生命早期，大脑就像一块吸收知识的海绵。但是 20 年之后，记忆新信息就变得越来越难了。这是由于认知能力在持续下降。好消息是我们可以减缓它下降的速度。就像精心呵护的机器一样，有很多方法可以对它进行微调，让它更长久地保持最佳性能。

打开开关

自动化使我们在完成简单算术等基本任务时，减少对自然认知资源的依赖。我们每天利用汽车的导航系统，沿着同样的路线前行。我们甚至可以驾驶一辆自动换挡的汽车奔赴目的地。最终，这些东西变成我们依赖的拐杖，侵蚀我们的大脑功能。要解决这个问题，你必须时不时地考验你的大脑。

这不仅仅是关闭卫星导航的问题。学习一门新的技能或语言会促进大脑自我拓展。例如，掌握一种乐器需要发挥记忆力、运动协调能力、注意力和听力技能。甚至有研究表明，与不会演奏任何乐器的人相比，音乐家更不容易患痴呆症。有类似的证据证明，会说一种以上语言也有同样的好处。这很简单，不是吗？

走在前面

除了健康饮食和保持水分外，锻炼是增强思维能力的最有效方法之一。它不仅能改善全身包括脑部的血液流动，还能刺激各种神经生长因子，维持神经通路。虽然我们两耳之间的这个东西并不是真正的肌肉，但是神经科学领域近几十年的研究发现，大脑的运转似乎确实和肌肉相似。大脑有可塑性和延展性。通过练习，它会根据你的行为发生动态变化。如果置之不理，它就会萎缩。可以肯定的一点是，走路、跑步等有氧运动可以显著增加海马的体积——海马是大脑中与记忆有关的区域。更令人惊奇的是，大脑的这种神经可塑性终生保持不变。因此，只要经常锻炼，上了年纪的人也能学习新事物。

找到适合你的组织

人是群居动物。因此，孤独会对我们的大脑和心理健康产生深远的负面影响，是很容易理解的。此外，有证据表明，增加与亲朋好友的联系（并广泛参与社交活动），有助于延缓认知能力下降。社交互动不仅能改善情绪，还能提高记忆力、注意力和专注力等认知能力。

退而不休

多项研究认为认知能力下降与退休有关。原因有很多，但我们知道，归根结底，智力刺激和社交刺激是关键因素。没有这些因素，大脑健康就会越来越差。保持思维活跃会提高你的"认知储备"。这是大脑用来对抗衰老导致的认知影响的一个武器。当这个核心社交网络被移除后，健康状况就会走下坡路。

我们已经知道，保持活跃、参与社交和不断刺激是保持大脑健康的关键。这意味着我们不应该再把退休看作放松的时间，而应该把它看作扩大视野的机会。你盯上那把舒适的扶手椅已经有 25 年了吧？记住我的话，从你停下脚步休息的那一刻起，你的思想和身体就开始腐烂了。但只要不断刺激大脑，就很有可能在未来的某个时期记住自己的名字。

放松

在工作和做难度很大的手术时，我最难克服的情绪之一就是紧张。我一度低估了它对身体的影响，尤其是对精神的影响。当你感受到压力时，你的大脑会打开一个开关，产生一系列激素——皮质醇、肾上腺素和去甲肾上腺素，即所谓的压力激素，它们会激活"或战或逃反应"。

用这些化学物质清洗大脑在短期内是非常有用的，可以帮助人们应对威胁或危险，帮助运动员跑得更快，或者帮助疲惫的外科医生以更大的热情，更自如地完成手术。然而，好的东西过多，你的大脑也无法承受。大脑很挑剔，只能应对一定程度的压力。过多的压力激素，或压力激素长时间升高，会导致压力事件演变为广泛性焦虑。皮质醇等应激化学物质长期升高也会影响前额皮质，这是与情绪处理、行政决策（计划、解决问题）和注意力有关的大脑区域。

压力是一个恶性循环。它不仅会影响和缩小理性的前额皮质，还会增加大脑恐惧中心——杏仁核的大小，进而使大脑更容易受到压力的影响。从本质上讲，这些应激化学物质会产生多米诺骨牌效应。在被制造出来之后，它们会加强大脑中的神经通路，使人更容易处于持续的焦虑状态。

在我第一年当医生的那个隆冬，我在呼吸科病房工作。工作强度大，经常加班，又没有照顾好自己，最终酿成了苦果，给我留下了失眠和偶尔心悸的问题。

为了解决这个问题，我决定改变我的睡眠习惯，以提高睡眠质量。我还开始定期锻炼，这对我帮助很大。生活中的这些小改变帮助我减轻了压力对大脑的有害影响，即炎症。

除了整体改善，我还希望可以在压力水平飙升的时候即时解决它。我发现医院工作压力可能来得又快又猛，比如遇到愤怒的病人、与同事发生分歧、落后的令人沮丧的计算机系统。我发现深呼吸是一个特别有效的方法，可以帮助我降低心率，消除大脑中的恐慌。这不仅能有效地应对巨大的压力，更重要的是，它能有效地应对更常见的微小压力——在一天中受到的微小压力积累起来，最终会让你崩溃。

良好的睡眠、定期锻炼，以及从同事身上感受到禅意，在帮助我控制压力这个方面起到了神奇的作用。我发现，最有效的技巧是学会让我身体里的海豚附身。

是的，这种说法可能让我被开除或吊销执照。事实上，这是我能采用的最有效、最科学、最能减压的大脑重置方法之一。

每个人都天生具有一种古老的特征，叫作哺乳动物潜水反射。当你屏住呼吸将脸浸入冷水时，它会被触发。如果你不喜欢这样做，朝脸和鼻孔泼水也可以（只是效果不太好）。一旦你的脸进入水下，鼻孔里充满了水，这个信息就会通过三叉神经（第 5 对脑神经）传递给大脑，进而导致迷走神经（第 10 对脑神经）诱发心动过缓。这会促使血管变细，限制血液流向四肢，以便向心脏、大脑和肺部供血。我们知道这些生理变化同时发生可以减少焦虑和压力。所以，下次你觉得压力难以应对时，就找一些冷水帮助自己恢复。

痛苦游戏

我们不断取得关于大脑的有趣发现，不过它的神秘面纱仍然没有全部揭开。尽管我们取得了明显的进步，但是在了解大脑这个方面，我们走得并不比我们的祖先远太多。这是一个神秘的器官。

那时（我的意思是早在 8 000 年前），最古老的外科手术诞生了。简单地说，就是在人的头骨上开一个洞。这种被称为环钻术的行为，被认为可以解决各种身心健康问题。这是我们穴居祖先驱除"恶灵"的方法，而我们中世纪的同胞则认为在头骨上开孔可以治疗严重的头痛。是的，死亡无疑是一种非常有效的减轻痛苦的方法，但这种手法很快就被认为超过界限了。令人惊讶的是，在现代医学中，我们仍然使用头上钻孔的方法。与我们的祖先相比，唯一的区别是我们的做法稍微精细一些。今天，开颅术（现在的新名称）主要被神经外科医生用作应急处理，以排出积聚在大脑中的血液。

在医学的象牙塔里，神经外科的技术已经进步到可以在病人清醒状态下进行脑部手术了。这是可能的，因为大脑没有痛觉感受器。让病人保持清醒状态，医生就可以监测病人的基本反应，以评估手术的效果。

了解疼痛

与无法感知疼痛的大脑不同，它周围的所有部位即使受到轻微的刺激，都会有剧烈反应。无论是大脑周围的血管、膜覆盖层（脑膜），还是神经和颈部肌肉，都是小题大做的敏感花朵。这就解释了为什么落枕或头皮疼痛会导致紧张性头痛，而冰冷的食物（例如冰激凌）会导致"脑冻结"，也就是蝶腭神经痛。

但疼痛到底是什么呢？归根结底，疼痛是大脑向我们传输不愉快的感觉，以阻止或改变我们行为的一种机制。有时，该机制会出现严重的错误，或者永久地切换到"开启"模式，变成了慢性疼痛。这种系统性故障可能会对患者的生活造成严重破坏，更不用说使社会管理成本高企了。

　　我经常参加切除整个结肠、直肠和肛门的手术，即全结肠切除术。通常，炎症性肠病患者需要接受这种手术。它有一个非正式的名称：芭比臀手术。这是因为手术会切除并缝合肛门。这种手术有一个并不罕见的副作用，那就是所谓的"幻直肠"综合征。患者根本没有直肠，但仍然有想上厕所的冲动。大多数幻肢病例可以解释为交叉或受损的神经恢复得很差，向大脑提供了错误的信号。就幻直肠而言，这可能是因为受损的阴部神经仍在向大脑传递错误的信息，使人受到要排便的幻觉的困扰。

　　如今，我们已经不再天真地认为疼痛只与组织损伤有关。我们知道即使没有受伤，也可能有疼痛感。但问题是，我们只有在确定疼痛的部位并了解其原因后，才真的知道如何有效治疗。

确定疼痛的相关信息

　　大多数人一生中都会经历疼痛，但有的人的痛苦经历要更多。我多次发现，一旦病人知道了疼痛的原因和可能的治疗方法，他们就能更好地应对疼痛。奇怪的是，疼痛教育起到了间接的镇痛效果。

疼痛剧场

　　你偏执的大脑过度保护自己，在内部制造了疼痛感。就像幻觉一样，它会在你醒着的时候一直折磨你。这方面的科学依据非常清楚。虽然你的组织可能会向你的大脑传递信号，但疼痛实际上是大脑专有的。换句话说，你烧伤的手上的感受器只会向大脑发信号，但不会发疼痛信号。

受伤组织发送的感觉信号只是大脑接收的若干信号之一。大脑会融合接收到的多种信号，创造出剧烈的疼痛体验。当你在晚上狼吞虎咽地吃第二块巧克力时，你笨拙地咬到了腮帮子，但你感受到的疼痛并不来自脸颊。这种感受与以前的记忆、文化信仰、解释和其他感官数据相结合，从而产生了一种体验。

有时，当大脑被情绪掌控时，这个精于算计的策划者就会夸大疼痛信号，这被称为痛觉过敏。但是，大脑可能多次上演《狼来了》的故事，从而导致敏感化，所以你只是咬牙忍受明显的不适，因为你知道它会过去的。

这场闹剧背后的真相是你的大脑并不擅长破译所有痛苦的来源。通常，它只是根据传入的数据和先前存储的数据做出一个有理有据的猜测。牵涉痛就是一个典型的例子。你感到背部疼痛，实际上它可能是腹部引起的，因此可能导致诊断陷入困境。

"疼痛信号"

重磅警报：生物课对你撒谎了。根本没有什么疼痛信号，也没有疼痛纤维以及诸如此类可以检测疼痛的东西。伤害性感受器（即所谓的疼痛感受器）可以检测到能引起疼痛的有害刺激，比如你凌晨 4 点去洗手间时踩到了乐高积木。大脑对有害的刺激做出解释，然后决定如何回应。所以，某天晚上，当你的脚掌踩在尖尖的塑料积木上时，你可能会浑然不觉地继续走下去，也有可能"一蹦三尺高"，同时骂骂咧咧。

实际上，对疼痛的感知是双向的。大脑可能接收"疼痛"信号，也可能将它们反馈给感觉神经，并根据它的想法调节疼痛感。这也许可以在某种程度上解释为什么那些公开谴责尘世享乐的苦行僧能够坐在钉床上，其原理应该不是大脑会调节疼痛感。

自救妙招

如果大脑是造成疼痛的罪魁祸首，我们能否用绝地武士的力量对大脑进行洗脑以控制疼痛，甚至通过意念来消除疼痛呢？不一定行，但我们肯定可以通过某种方式破解疼痛矩阵。下面提到的方法或技巧都不足以证明精神力量胜过身体力量——根本不可能有这样的方法。有些疼痛是我们目前无法阻止的，所以不幸的是，我们仍然会因为可怕的胆结石和讨厌的牙齿脓肿而承受痛苦。

调整情绪。在信号经过工厂生产线到达大脑后，我们才会产生疼痛感。大脑接收到这些来自身体各处的信号后，有可能调整、影响，甚至增强或者减弱这些信号，然后为你量身定制疼痛。事实上，你的情绪状态也参与了这个过程。例如，对疼痛感到悲伤或焦虑可以增强体验。另外，有些运动员可以超越"疼痛极限"，因为他们的注意力高度集中，没有注意到疼痛，以至于伤害性信号被短暂地抑制了。

下行疼痛调节系统是一种根植于人类生理特征的心理技巧。它与安慰剂的镇痛作用原理完全相同。只要记住，虽然你无法通过意念或情绪调控消除某些痛苦，但还有一些痛苦可能会受到你的关注程度和所处环境的影响。

把目光移开。在给病人采血时，我一直使用一种非常简单的处理疼痛的心理技巧。在插入套管甚至抽血之前，我让他们把目光移开。"眼不见，心不烦"，这句老话用在这里很合适，因为如果外部的有害刺激无法具象化，大脑对疼痛就不那么敏感，这会让我轻松完成我的工作，而不会让可怜的病人昏倒或呕吐。关闭一种刺激（这里是视觉刺激），就可以看出大脑在调节疼痛方面的影响力。虽然转移视线是处理急性预期疼痛的有效方法，但遗憾的是，它对慢性疼痛不起作用，因为它潜伏在黑暗中，随心所欲地发起攻击。

杀手情报

我对人类大脑有一种矛盾的感觉。毫无疑问，它使我们成为地球上最具优势的物种，创造了所有的文明奇迹。但与此同时，人类也可能不聪明。大脑最好和最坏的方面可以用"民主"这个词来概括：我们制造了火箭，登上了月球，但我们也会在冬天泡冰浴，心甘情愿地吃羽衣甘蓝。

毫无疑问，大脑是宇宙中最复杂的东西之一，我们对它的了解只是冰山一角。在我看来，这么多年过去了，人体之谜仍然没有解开，这实在令人兴奋不已！如果大脑简单到我们能完全了解它，那么我们很可能笨到无法理解它。

尽管大脑很厉害，但我始终认为它是一个彻头彻尾的浑蛋。它偶尔会带着谋杀的念头来到这个世界（谢天谢地，现在不常见了）。纵观历史，大脑已经导致数以百万计的女性丧生，原因是头骨需要有一定的大小才能容纳大脑。几千年来，大脑快速扩张，这导致现在我们的头比我们的近亲——黑猩猩的头大3倍。对于女性的小骨盆腔来说这个尺寸非常不方便，因为女性小骨盆腔的大小与雌性黑猩猩大致相同。正因如此，在历史上，分娩往往是一个致命的过程。

从生物学和数学角度来看，现代人类出生时面临的危险比其他类人猿要大得多。当他们离开母亲的子宫时，他们必须转动两次，而不是一次或根本不转身。这增加了婴儿出生时脐带绕颈的可能性，当然也增加了因产后出血和其他各种产科并发症而导致母亲意外死亡的可能性。人类已经达到了现在必须依靠援助才能执行生育这个最基本的生物功能的地步。

另一个问题是，我们的大脑不是为现代世界设计的。我们的文化进步非常迅速，这让人啼笑皆非，因为我们的大脑在生物特征方面适应的世界与我们今天所处的世界截然不同。我们的大脑仍然认为我们是非洲平原上的狩猎采集者，晕动病、认知偏差、迷信、工作压力和肥胖等问题都可以归结为这个原因。

公平地说，我们的文化和现代社会的发展速度比大脑的发展速度要快。所以，它仍然有从野兽旁边逃离的本能，同时又不能很好地应对现代生活中的压力，比如抵押贷款和难相处的老板。你的部门经理不会把你当早餐吃掉，但是你知道他有可能解雇你，这足以让你在晚上担心得睡不着觉。是的，我们的大脑可能会引起许多心理健康问题（往往与现代生活密切相关），但值得庆幸的是，它仍然有一个光明的未来。我们需要做的就是想办法弥补它的缺点。

大脑 2.0 版

大脑声称它对你周围的世界了如指掌。从人类诞生之初，它就让你相信是它在发号施令。实际上，它只是在处理同样不完美的感觉器官提供的信息。它就像一个坐在黑暗里玩电脑赛车游戏的青少年一样，以为自己真的坐在驾驶位上，把世界一级方程式锦标赛冠军刘易斯·汉密尔顿甩在身后。

假设你在吃薄荷糖时吸一口气，你会有一种清凉的感觉，但是为什么呢？这是因为你的大脑被骗了。薄荷醇分子会激活你的神经细胞中的 TRPM8 蛋白，让你产生清凉的感觉，但是温度丝毫没有下降。另一个例子是潮湿感。这是一种错觉，因为人类没有特定的湿度感受器。如果你感到湿、潮、汗津津……这是一种感知错觉。你的大脑只是将不同的感觉拼凑在一起，然后与潮湿联系起来。它将你感知寒冷的能力与触觉（如压力和质地）结合起来，并将这些信息添加到你关于潮湿事物的现有认知中，例如你的屁股在接触毛巾或者马桶座圈后感知到它是湿的。你的大脑会欺骗你，给你这种"潮湿"的感觉，但这种模拟并不完美，这就是为什么有时候很难分辨你的毛巾是湿的还是凉的。

你对身边现实的感受会受到大脑的深度编辑和过滤，所以你只会体验到重要的事情。更重要的是，你的大脑并没有就此止步。它还不断进行复杂的计算，估计和预测接下来会发生什么，并使用存储的数据和过去的经验来指导你的行动。它不仅仅是对世界做出反应，它还运用预测模型，在接收到感官数据之前，就根据事件的预期为你的行动做好准备。所以，当一个球朝你扔过来时，你的大脑在你产生有意识的想法之前就已经采取步骤，让你躲开了。这个过程非常快，以至于你没有注意到这个高效的前瞻性计划。

在认识到我们的大脑既有缺陷，又拥有适应缺陷和自我补偿的能力之后，我们或许有望打造出发生问题后能做出改进的新操作系统。目前，人工智能的进步正在催生可以代替我们思考的算法学习系统。它们首先抢夺的是我们的国际象棋奖杯。很快，它们就会坐在我们的驾驶座上，接管我们的外科手术……嘿，打住！

未来似乎是不确定的，但我们只能希望人类和机器能够齐心协力，增强我们的大脑，争取更大的利益。我们甚至可以看到，我们皱巴巴的灰色牛奶冻的功能被上传到基于云的网络上。假以时日，我们被电脑增强的大脑甚至有可能揭示旧大脑的全部工作原理，我将激活我的合成喉咙并宣布："新的还不如旧的。"

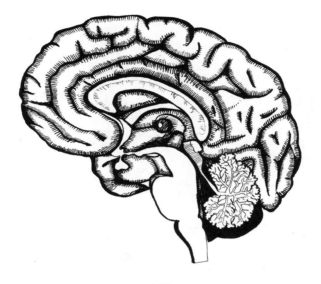

大脑

健康秘诀

科学家发现，在冲水前盖上马桶盖，可以防止微小的粪便颗粒像雾霭一样在卫生间里弥漫。

开着盖子冲水，突然涌入的水流会使小液滴形成水柱，以每秒 2 米的速度向上喷，然后散开，开出一朵粪便蘑菇云。不用说，获悉这条信息后，你很有可能在每次如厕后都会盖好马桶盖，仿佛你的生命就靠它似的。

第 **3** 章

染血之室

永不停歇的跳动

心脏在生命伊始就与它深深地交织在一起。怀孕 6 周后，子宫里发育的第一个器官就是心脏。聚到一起的一群细胞说："嘿，让我们一起跳舞吧。"然后，它们同时跳动起来。

就像所有生物一样，"肌肉发达"的心脏通过动脉向全身输送氧气和营养物质。它还会推动血液流经静脉，是清除二氧化碳等废物的关键。

心脏不知疲倦，大公无私，从不休息，所以在晚上睡觉时，你知道有人或有个东西在守护着你，确保你能活到第二天。你们中的大多数人一生中都会有大约 30 亿次心跳。它孜孜不倦地工作，以机械工程师无法比拟的可靠性维护着你的生命。如果它停止工作，整个身体就会瞬间失去氧气供应。这个责任可太大了。

当你休息时，心脏每分钟向全身泵送大约 5 升血液。健康的人的心脏还可以将这个数字放大到八九倍。尽管心脏如此努力地工作，但它并不是一个自私的器官。它只消耗你全部血流量的 5%。从本质上讲，心脏就是身体的纯血马，注定会尽可能高效可靠地执行一个目标。心脏细胞不能再生，这意味着当你最终死去时，你会带走身体里最初的 50% 的心脏细胞。你的心脏意志如此坚强，如果你把它从身体中取出，它还会继续跳动。有人可能会说，这证明了它坚持不懈的伦理价值。它不仅是令人难以置信的泵和电路合二为一的产物，而且在文学、艺术、音乐、爱情等所有人类文化中都扮演着核心角色。这个器官对每个人来说都意义非凡。

一生的限额

关于心脏最流行的说法之一是，人从出生到死亡心脏跳动的次数是一定的。这并不是一个特别离奇的概念。蓝鲸的心脏每分钟只跳动 8 次，而伊特鲁里亚小鼩鼱的心脏每分钟跳动 800 多次，然而所有的哺乳动物一生中平均心跳次数都是一样的，大约是 5 亿次。这就是所谓的生命率理论，但它并不适用于人类。为什么不适用呢？因为卫生学、医学和科学的进步使我们能够突破这些假设的限制，与其他哺乳动物相比，我们可以有更多的心跳次数。

以上就是我对心脏的赞美，接下来，该深入了解它的缺点了。

人类心脏的弱点

现代社会的过度行为、坏运气、坏习惯，有时甚至是不幸的基因遗传，都可能损坏你的心脏。斑块（基本上都是生物碎屑）有可能在你的动脉中积聚，这就相当于你的身体在禁区乱倒垃圾，以表示它对高胆固醇水平的蔑视。我指的是由于吸烟、缺乏锻炼和饮食等因素而积累的有害物质（动脉粥样硬化斑块），尽管它有时是由遗传造成的。所有这些因素都会导致心脏病，这是威胁人类的最大，也是最阴险的杀手。

超过 1/4 的英国成年人死于心脏病，这相当于每 3 分钟杀死一个人。那么，为什么这个重要的泵如此容易受到威胁，它又是如何让我们失望的呢？

感受心脏

心脏是一个肌肉发达、需要氧气的器官。你可能以为它能确保血液供应充足、可靠，但实际上它供应的血液并不是那么充足。心脏不是用气势恢宏的集合管输送血液，而是配备有两条直径约 3 毫米的小动脉。如果一条血管阻塞了（这在你的身体中是很常见的），就叫作心脏病发作。这种差错似乎是人类心脏所特有的，其他动物并非如此。例如，狗的心脏有侧支循环。因此，如果它们心脏病发作，从冠状动脉主干分支出来的小血管组成的树形网络会减轻它们的病情。你可以把它看作主干道封锁时可以为你前往目的地提供便利的临时通道。

人类心脏的冠状动脉侧支循环作用非常有限，在主血管受到损伤或阻塞时，这种设计就不完美了。刺激侧支血管的生长有助于处理血流量不足的情况，降低心脏病发作的风险，但这在医学上还处于研究阶段。我们期待创造出不朽的心脏，或者打造出我们真的希望置身其中的虚拟世界，与此同时，有一个免费而简单的方法可以缓和你的心脏在工程设计上的缺陷，那就是锻炼。

我们可以重建它

血管内壁有一层内皮细胞，你可以通过体育活动向它们施加一点儿魔力。内皮细胞释放一氧化氮，未通过MOT（英国交通部）测试的汽车排气管的有毒烟雾中就有这种环境污染物。但是对于你的循环系统来说，少量的一氧化氮就是上天的恩赐。它有两个关键作用，首先是保持动脉内壁光滑，让你的白细胞和血小板享受无碰撞的旅程，这样它们就不会黏在一起形成堵塞血管的血栓。其次，一氧化氮可以放松动脉中间层的平滑肌，使其保持良好状态并完全张开，从而促进血液流动。事实上，正是这种促进内皮细胞产生一氧化氮的机制使医生发明了枸橼酸西地那非片，它会增加向阴茎输送的血液量，从而导致勃起。

蓝色小药丸

枸橼酸西地那非片本不是用于让人勃起的药。1989年，辉瑞公司的科学家在研发治疗心绞痛（一种与心脏有关的胸痛）的药物UK-92480的过程中开发出枸橼酸西地那非片。他们认为，这种药物会阻断PDE5酶（5型磷酸二酯酶），从而导致血管扩张，增加血流量，降低血压。然而，这种药物有一个奇怪的副作用。一位警惕的护士注意到，参与这项药物试验的志愿者因为意外勃起，都尴尬地趴在床上。很快，科学家就意识到它的潜力，并把这个副作用变成了一项价值数十亿美元的产业，以解决勃起功能障碍。

说句题外话，心脏健康状况不佳和血流量减少可能是勃起功能障碍的一个因素。好消息是，运动被认为是一种有效的解药（益处并不仅限于卧室内），能让心脏血管长出微小的新血管。这个特别的过程被称为血管生成，可以改善血液供应，帮助预防心脏病。你可以把它想象成一种伪自动搭桥手术，能向你提供一些搭桥手术的好处，并且不留疤痕。有氧运动，比如远足、跑步、骑自行车和游泳，甚至只是定期散步，都能促进血管生成。

终点冲刺

相传，公元前 490 年，波斯人入侵希腊。雅典人在发现波斯人抵达马拉松城后，派遣了一个名叫菲迪波德斯的信使跑到斯巴达请求援助。他可能是第一个，也是最早的"马拉松"运动员，在两天内跑了 260 千米。到达目的地后，他立刻瘫倒在地，很快就死了。历史上并没有记录菲迪波德斯是否死于心脏病发作，但现在的科学家正在调查极端运动对心脏的影响。

值得庆幸的是，大多数人都不需要担心锻炼过度，而是相反的问题。但是，超级马拉松等极限耐力运动员可能会出现各种心律异常和心脏损伤的问题。原因在于极限耐力运动会给心血管系统造成负担，导致心脏结构"重塑"：心脏壁变厚，疤痕组织增多。这些生理变化可能导致不规则心跳，如心房颤动。和任何事情一样，剂量决定毒性。好事过度，也会变成坏事。

　　不仅"极限"运动会损害心脏，年轻的精英运动员从事的运动也会造成相同的后果。在过去的几十年里，越来越多看起来很健康的足球运动员在从事他们热爱的运动时突然死亡。这并不是运气不好，也不是足以引发一系列阴谋论的神秘巧合，而是与一种叫作肥厚阻塞型心肌病（HOCM）的致命疾病有关。该疾病会导致年轻运动员的心脏表现得像一个 80 岁的老人。高强度锻炼会根据训练压力塑造这些年轻体育专业人士的心脏。对心脏结构的休整一开始是有益的，会把心脏打造成效率更高的泵，以满足越来越高的身体需求。但是，一旦患有 HOCM，一切就不那么美好了。这种疾病是由于基因异常，导致心脏肌肉壁过厚。过度的训练会把心肌变成一堵厚厚的墙，阻碍血液的正常流动，从而导致灾难性后果。你可能以为 HOCM 很少见，事实上它十分常见。大约每 500 人中就有 1 人患有此病，但大多数人都不是优秀的体育明星，也没有任何症状。

　　对于运动员来说，麻烦的第一个征兆可能也是最后一个征兆。心搏骤停足以致命。如果心脏停止跳动，严格来说这个人已经死亡。他们获得第二次生命的唯一机会取决于在场的人是否会进行心肺复苏（CPR）。

心肺复苏之脸和迈克尔·杰克逊

　　让我们回到 19 世纪晚期的巴黎去了解塞纳河上无名少女的故事。虽然她永远不会知道她死后的名声有多大，但这位年轻女士改变了医疗急救培训的面貌，挽救了数百万人的生命。

　　19 世纪 80 年代末，在塞纳河中发现了一具少女的尸体。尸体被送到停尸房后，故事本可以就此结束。但是由于无法辨认身份，她的尸体被放在太平间里展示，希望能被家人认出来。在此期间，值班的病理学家被她神秘的微笑和异常平静的面容深深吸引。为了让这美丽的表情永远留存，他甚至为她制作了一个石膏"死亡面具"。很快，面具就吸引了包括病理学家在内的很多人的想象力，并被复制成家庭装饰品出售。是的，死亡面具是当时室内装饰的标志，而那个死亡的巴黎女孩很快就被称为"塞纳河上的无名少女"。

20 世纪 60 年代，奥地利医生彼得·萨法尔提出了口对口人工呼吸心肺复苏的雏形。可以理解的是，医科学生发现这种急救方法很难在彼此身上练习，所以萨法尔联系了比利时玩具制造商奥斯蒙·莱达尔，制作了一个教学模型。在寻找脸模型的过程中，莱达尔想起了他小时候在祖父母家里看到的一个死亡面具，于是"塞纳河上的无名少女"就成了教学模型的脸。这个假人被称为"复苏安妮"或"心肺复苏安妮"，并成为数百万人，甚至可能包括你学习心肺复苏术的工具。因此，安妮拥有了世界上被亲吻最多的女孩的荣誉称号。甚至，迈克尔·杰克逊在歌曲《犯罪高手》的歌词中也提到了她，问道："安妮，你还好吗？"这是学习心肺复苏的学生在初步评估没有反应的塑料病人模型时要问的问题。

好莱坞错了

我作为医生的第一次轮班，也是我第一次亲眼看到死亡。当时是上午 11 点，我的紧急情况传呼机自动提示："心搏骤停，E1 病房，心搏骤停，E1 病房。"这个病人之前报告有呼吸困难。当我和我的上级医生一起跑到病房时，我闻到了一股刺鼻的恶心气味。我不可避免地产生了一种不祥之感。医生、医疗助理和护士都围住病人，反复进行胸外按压。那位老妇人的身体摇晃着，目光呆滞。我不由得喉咙发紧。

当病人心跳呼吸骤停时，从理论上讲，他们已经死亡。这是人类版的"停电"。这与心脏病发作不同，心脏病发作通常是由于血管问题，其中一条冠状动脉被阻塞，而不是电气故障。两者都属于紧急情况，实际上心脏病发作是心搏骤停的常见原因。当心脏的电活动停止，血液不再自发流动时，胸外按压其实就是为了手动保持心脏泵血，以便维持重要器官的血液流动，同时希望心脏能够恢复自发的跳动，或者在除颤仪的帮助下恢复。

我接替一位正在做心肺复苏的护士，开始按压病人的胸部。这位老妇人90岁了，身体很虚弱。我能听到她的肋骨被我的心肺复苏压断了，我感觉很不舒服。

我只在假人身上做过心肺复苏，活人按压仅在电视上看过。在现实生活中，所有的训练和观看突然变得毫无意义。除了没有正确表现心肺复苏的姿势和手法外，好莱坞还在它的成功率和结果上误导了公众。电影和电视把它描绘成非常成功的英勇行动。遗憾的是，事实并非如此。心搏骤停患者活着出院的比例约为20%。对于院外心搏骤停患者，这一数字甚至只有个位数。

在某些情况下，如果单靠心肺复苏不起作用，医护人员还有另一个工具。这也是好莱坞的最爱。英勇的医生将两个除颤仪电击垫放在病人的胸部，通过电击把他抢救过来。实际上，除颤仪并不能让不跳动的心脏重新跳动，反而是让心脏停止跳动，希望它能自己重新启动，使心律不齐消失。当心脏监护仪上的心电图变成一条平直的直线后，电击病人是无济于事的，除非你打算把肉煮熟。当一个人进入心搏骤停状态时，他们可能需要进行电击，这取决于心律，以及这是不是"电击复律"心律。平直的直线表示不可电击复律。心搏骤停时最常见的心律是心室颤动，这才是适合电击的心律。

　　我的那位老年病人的监护仪上显示出一些微弱的心脏活动迹象，因此我们继续进行了几轮心肺复苏，然后还采取了最后一步措施。不幸的是，尽管注射了两次肾上腺素并进行了几次除颤仪电击，她还是没能挺过来。当她被宣布死亡时，我不得不提醒自己，即使不能保证取得什么结果，这样的努力也是值得的。在那之后，我又见过几次心搏骤停的情况，但我还是无法摆脱那种无助的感觉。事实上，这种感觉在我的心头萦绕了很多年。当我在电视上观看 2020 年欧洲足球锦标赛小组赛丹麦对阵芬兰的比赛时，它勾起了我清晰的记忆。当时，丹麦球员克里斯蒂安·埃里克森在上半场结束前几分钟倒地不起，后来被证实是心搏骤停。幸运的是，由于球员和工作人员动作迅速，他在第一时间接受了心肺复苏和急救措施。埃里克森恢复后，重新回到赛场在最高水平的足球比赛中踢球。在医学和科技奇迹的帮助下，他的心脏附近被植入了一个微型起搏器，可以捕捉到心律不齐，并在危及生命之前及时干预。

你不知道的附属器官

　　你试着猜以下描述的是人体的哪个附属器官：它是人体组织构成的一个多余的小口袋，大约有你的小指那么大，但它总是导致人生病甚至死亡。我敢肯定大多数人会说是阑尾。但是，鉴于我们现在知道这个小家伙对于肠道菌群的定植很关键，所以这一次你猜错了。

我说的是一个真正阴险的附属器官，它造成的伤害远远超过阑尾所能达到的程度，在某些情况下甚至会导致死亡。它被称为左心耳，从心脏伸出，大约 1/4 的脑卒中都是由它引起的。

理论上，血液凝固似乎是好事，比无法控制出血更好。在现实中，当凝血发生在身体内部的一个错误的地方时，它会导致各种各样的问题。我相信你听说过有人的腿上或肺里出现血块。事实上，大多数心脏病发作都是由于心脏中有血块。通常，这些血块来自左心耳，是心律失常（亦称心房颤动）引起的，随着年龄的增长，这很常见。如果心律失常，血液就会在左心耳聚集。最终，它凝固成一个血块，你还没来得及意识到它的存在，它就已经来到了大脑，于是你出现了脑卒中。这个罪恶的附属器官因藏匿位置不固定的致命血块，并为它们提供随血液循环前往其他部位的安全通道而臭名昭著，对你的身体来说是一种威胁。它没有任何好处，只会造成医学上的罕见病变，并可能导致致命的后果。

到处是洞的心脏

请你做好心理准备，面对一个可怕的事实：你的心脏有 25% 的概率上面有洞。在绝大多数情况下，这不会引起问题。这被认为是一种正常的变异，是左心房和右心房之间偶然出现的生物通道。通常，心脏的左右两侧之间不应该有任何间隙（在你出生之后）。在大多数情况下，这个洞非常小，本质上是你在子宫里发育时形成心脏的复杂方式留下的产物。

虽然大多数洞是无害的，但有的洞可能会产生一系列后果，严重程度从可控到灾难性不等。处理这一问题的方法之一与一条我们称之为左胸廓内动脉的附属血管有关，它从脖子和上肩交界处的锁骨下动脉开始，与胸壁连接。如果你断开一端，它不会引起任何问题，所以一些聪明人想出了一个主意，当其他血管有堵塞危险时，把它松开的一端固定到心脏上作为替代，这也被称为冠状动脉搭桥术。所以，下次你吃油炸薯条的时候，要感谢你的身体配备了一个备用工具箱，以备心脏不时之需。

心碎俱乐部

到目前为止，我们已经讨论了心脏可能通过哪些确凿的方式毁掉你的生活，但是心碎呢？看到这个词，你很可能会想象出一幅心脏像精美瓷器一样破裂的可笑漫画。如果我告诉你心脏真的会"碎"，甚至导致死亡，你会怎么想？事实上，心碎综合征的字面意义多于比喻意义。

在情绪剧变（例如，长期关系破裂或丧失亲人）时，你的身体里的应激激素水平有可能升高，进而导致心肌衰弱，引发应激性心肌病，亦称章鱼壶心肌病（takotsubo cardiomyopathy）。在日语中，"tako-tsubo"的意思是一种捕捉章鱼的壶状工具，患有应激性心肌病的心脏与之形状相似。

章鱼壶心肌病有可能毫无征兆地突然发作，甚至健康的人也有可能中招。体征包括胸痛、呼吸短促、心电图读数异常——除了冠状动脉阻塞之外，基本上都是心脏病发作的典型症状。奇怪的是，并非只有消极的情绪才会引发问题。大约 1% 的心碎综合征病例是由可能导致强烈逆反情绪的积极事件引发的，比如婴儿出生。总的来说，因心碎而死十分罕见，但是你确实有可能心碎，而这可能是致命的。

快乐的心

考虑到心脏能以多种方式杀死我们（既有痛苦而缓慢的方式，也有像忍者一样快速的高明方式），我们该如何对抗心脏，甚至把它变成盟友，从而活得更长久、更充实呢？我们都知道合理的饮食、适度而有规律的锻炼是主要因素，但是还可以通过哪些巧妙的方法帮助我们的心脏呢？

了解脂肪

我们吃的东西会对心脏产生深远的影响，这似乎很奇怪，因为食物主要是由遥远的胃肠道系统处理的。但是，越来越多的人认为饮食是影响心脏健康的关键因素。

我们知道，大量摄入纤维不仅可以保护肠道，还可以帮助降低血压和胆固醇水平。矛盾的是，脂肪可以在保持心脏良好状态方面发挥重要作用。确保摄入足够的脂肪酸，如 ω-3，可以降低甘油三酯（血液中的一种脂肪）的水平，从而降低血压和血栓风险。例如，存在于油性鱼类中的 ω-3 脂肪酸在产生维持动脉健康的激素方面起着重要作用。其他来源包括核桃、杏仁等多种坚果，以及果胶含量高的水果（果胶是 ω–3 脂肪酸的植物性来源）。通常，ω–3 被称为"必需脂肪酸"。我们不能在体内制造这些脂肪，因此需要从饮食中摄取。正如第 2 章所提到的，我们需要的 3 种最重要的 ω–3 脂肪酸是 ALA（存在于植物、坚果和种子中）、EPA 和 DHA（存在于油性鱼类中，鸡蛋及乳制品中含量较少）。有时候，我们的身体相当聪明，可以将我们从植物性食物中摄入的约 10% 的 ALA 转化为 EPA 或 DHA。所以，对于素食者和纯素食者来说，考虑使用 EPA/DHA 补充剂可能是一个好主意。事实上，有证据表明，对于血液中甘油三酯含量高的人来说，摄入 EPA/DHA 也是有益的。

自救妙招

为了防止心脏遭受有害的打击，我们应该限制饱和脂肪酸的摄入，尤其是反式脂肪酸，它们在加工肉类和加工食品中含量很高。然后是盐，盐是调节血压和间接影响心脏健康的关键物质。但没有盐，生命将难以为继，完全不摄入盐也是不建议的。只是在现代社会，我们摄入的食物，尤其是超加工食品，都含有过量的添加盐。根据目前的证据，我们应该把盐的摄入量限制在每天 5 克以下。如果你是贪婪的食肉动物，你也没必要把自己变成纯素食主义者或素食主义者，因为我自己也不属于这两个类别。但是，减少红肉的摄入量有助于降低胆固醇，促进心脏健康。

压力

这是一个鬼鬼祟祟的家伙。有的压力其实对我们有好处，能激发我们的活力，增加我们的心率，为更有效的血液循环创造条件。它也是锻炼和高强度活动的自然结果和前奏。然而，长期的、顽固的压力可能是有害的。持续的压力，比如工作或一段关系中的持续压力，会使你的生物系统充斥着应激激素，比如皮质醇。这将使你的血糖失调，引起慢性低度炎症，并持续升高血压——显然，所有这些都不利于心脏健康。

血压

你的血压是心脏工作强度的一个标志。对高血压不施加控制，就类似于对奴隶的劳动视而不见。在这种情况下，你会不知不觉地过度使用你的心脏，而它也会在你最意想不到的时候以同样的方式回报你。

长期的高血压会对动脉壁施加机械压力，导致它们改变形状、变硬甚至变窄，为心脏病发作和脑卒中提供一个完美的温床。脉压增大会引发斑块形成（动脉中的生物减速带），并导致心肌随着时间的推移逐渐减弱、增厚。

通常，血压读数是一个分数，例如 120/80 毫米汞柱（血压的正常范围是 90/60~120/80 毫米汞柱）。分子是收缩压，代表心脏的收缩，分母是心脏休息和充盈时的舒张压。随着年龄的增长（以及与年龄相关的循环系统退化），血压轻微上升是完全正常的，但控制这些数字至关重要，因为高血压是心脏病发作和脑卒中的主要原因。

你的血压在一天中会上下波动。睡眠不足、压力、咖啡因、酒精和情绪都会影响血压水平。理想情况下，你至少需要测量两次或更多次，才能获得准确的平均值。控制高血压非常重要，研究表明，收缩压每降低 10 毫米汞柱，脑卒中的风险就会降低 27%，患心脏病的风险就会降低 17%。

自救妙招

虽然充分掌握关于心脏及其脆弱性的知识有可能引起焦虑并导致心搏骤停，但如何才能真正使血压下降呢？改变生活方式可以促进心脏健康，比如减少酒精摄入量，每天将盐的摄入量限制在 5 克以下，并进行一些锻炼。

此外，规模最大的心脏研究之一弗雷明汉心脏研究发现，大约 1/4 的男性高血压病例和多达 1/3 的女性高血压病例的罪魁祸首是体重过重。这也在情理之中。你的身体承受的负荷越多，心脏将血液输送到全身时的工作强度就越大。因此，在选定的人群中，减肥作为一种辅助措施偶尔也会变成控制血压的关键措施。

胆固醇

胆固醇是一种脂肪或脂质，存在于血液中，是塑造健康的循环系统和心血管系统所必需的众多因素之一。胆固醇很重要，我们有必要了解它，但是它也很复杂，因为并非所有的胆固醇都是有害的。

简而言之，高密度脂蛋白胆固醇（HDL）被认为具有保护作用，存在于坚果和浆果等抗氧化食物中，而低密度脂蛋白胆固醇（LDL）则是"坏蛋"，存在于肉类的脂肪部分和全脂乳制品中。事情并没有那么简单，但较高的高密度脂蛋白水平和较低的低密度脂蛋白水平确实是与更健康的心血管系统相对应的。

还有甘油三酯。这是一种在血液中循环的由热量转化的脂肪，我们需要它来提供能量。摄入富含糖的饮食，或者只是喝一些运动饮料，都会增加甘油三酯的水平，而甘油三酯相当于身体的燃料。所以，我们认为，在摄入量适中的情况下，并搭配体育活动，脂肪可以起到重要的作用。

超重（尤其是脂肪过多）在心脏健康状况不佳的问题上起着不易察觉的作用。基本上，随着体内脂肪积累，激素会发生一系列变化，最终导致身体释放一种叫作脂肪因子的讨厌物质，它会影响血糖水平、血压和血液中脂肪球的浓度。这些都与血管的炎症变化密切相关，而炎症变化会加速动脉硬化、动脉损伤、高血压和慢性心脏病的发展。

在许多情况下，高胆固醇可以通过饮食、运动和生活方式的改变来控制，但这并不一定会解决问题，因为遗传也是其中一个重要原因。

血糖

你的血糖水平是另一个需要监测的关键因素，如果不加以控制，它可能是诱发心脏病的危险因素。通常，锻炼和营养饮食对调节血糖水平大有帮助。但是，一些意想不到的因素可以潜移默化地导致血糖水平长期升高。好消息是它们是可以避免的。

　　保证充足的睡眠是我们的首要任务。睡眠不好会导致胰岛素抵抗和血糖升高。然后是酒精，它会导致血糖水平像倾盆大雨后的排水沟水位一样迅速上升。另一个潜在的罪魁祸首是慢性压力，它会触发皮质醇，从而提高血糖水平。

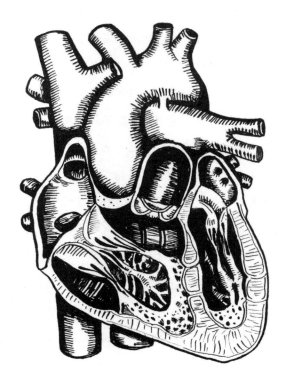

心脏

健康秘诀

给你的呼吸做一个简单的嗅味测试可以帮助评估你的健康状况。如闻到以下气味，请联系医疗保健专业人员：

- 酸臭味表明胃酸反流。这意味着食物碎渣会回到喉咙，使喉咙成为细菌滋生的肥沃土壤。
- 樟脑丸的味道可能表明你过敏或感冒了。
- 有水果味的口气表明血液中酮类含量高，是糖尿病酮症酸中毒的征兆。若出现这种情况，身体就不能产生足够的胰岛素并将其用作脂肪酸以产生能量。
- 口气中有甜味或发霉的味道可能是肝病引发口臭的标志，这是肝脏疾病的一种征兆。
- 口气有腥味（假设你没有吃海鲜）是终末期肾病的征兆，肾脏无法排出尿素和氨等有毒废物。
- 金属味或口臭可能是牙龈细菌感染的征兆，或者是牙龈疾病的早期标志。如果不加以处理，牙菌斑的积聚最终会导致牙龈出血和牙龈炎症。口臭也可能是蛀牙的无痛标志。所以，一旦你想尽办法也无法消除口臭，也许是时候去拜访微笑的牙齿杀手，也就是你的牙医了。

第 **4** 章

通往天堂的航班

致命的肺

可以说，肺最大的缺陷并不是它自身的过错。与身体的其他部位相比，它极度缺乏关注。直到最近，我们还认为肺部理应如此，这导致与其他健康情况相比，肺部疾病研究的资金明显不足。后来，新冠病毒一度使世界停止运转，这才促使我们戴上口罩，保护这对珍贵的器官，就好像我们的生命依赖于它一样。

尽管心脏有它的优点（也有罪恶），但如果没有它的伙伴（偶尔也会是致命杀手），它就一无是处。肺部是人体中唯一拒绝在子宫内发挥作用的双胞胎器官，但这可能是一件好事。伴随着尖叫声和喘息声，两个"匣子"第一次膨胀（此时已经排干液体），标志着一个独立生命的开始。

你每天约呼吸2万次，氧气渗透进你的体内，并滋养你的每个细胞。你是如此依赖呼吸，如果呼吸停止，你会在几分钟内死亡。

它只是在后台发生，大多数时候不为你的自觉意识所知，但大多数情况下都是可靠的，能适应你的需求。

大约 3 亿年前，我们生活在水中的祖先来到陆地上，努力在水面上呼吸。从那以后，我们一直在付出代价。肺就相当于两个大气球，里面充满了黏液和数百万个微小的气囊。公平地说，大多数时候它们都是同步工作的，让你享受生命的气息。它是一个永不停歇的引擎，就像心脏一样……除了出故障的时候。如果你的焦虑症发作，被人锁住脖子，或者气管里有食物碎屑，肺就会抓狂。

肺是人体中低调的老黄牛。除了要不断完善从外部世界提取空气的技术外，它们还要倾倒组织产生的废物，比如二氧化碳，并像 24 小时回收中心一样进行交易。

还有呼吸

肺的某些方面有些奇怪，或者神秘。古印度的阿育吠陀医生和传统东方医学的支持者认为，你呼吸的空气携带着生命的能量和精神。他们分别称之为"普拉纳"和"气"。出于同样的原因，喜马拉雅山麓上的古鲁人和神秘主义者全身心投入深度冥想和高强度呼吸的练习中，以达到超越肉体形式，模糊精神世界和物质世界之间那层薄薄的分界面的目的。

你的呼吸方式和精神状态有某种不可否认的联系。有时很难确定两者的先后关系，就像我们难以确定是先有鸡还是先有蛋。心脏节律是由专门的起搏细胞控制的，而肺和周围的呼吸肌则直接接受大脑的指令。尽管了解肺部控制信号的确切来源具有重要意义，但是直到 20 世纪 80 年代，我们才弄清楚这个问题。古希腊医生盖仑注意到，颈部骨折、伤及颈部脊髓特定部位的角斗士会出现呼吸问题，但直到几百年后，杰克·费尔德曼和他的同事才在人类脑干中发现了几千个神经元。它们是这支呼吸管弦乐队的指挥，叫作前包钦格复合体。

毫无疑问，呼吸是我们认为理所当然的事情。毕竟，这是一个看不见的过程，我们中没有多少人能有幸从内部视角去了解肺的结构是多么的不可思议。当我第一次在解剖实验室里打开一具尸体的胸腔时，它们最让我惊叹的不是它们拥有超凡的力量，而是它们与胸腔形状的完美契合。它们仿佛是由工厂安装的，类似于洗衣机和电视机等现代电器的部件，一旦损坏就无法更换。

医学院教授新生的一项内容是，把冰冷的听诊器压在病人裸露的胸部和背部，比较疾病状态下听到的各种呼吸音与正常呼吸音。尽管有各种各样的工具和千奇百怪的扫描可用于诊断，但久经考验的听诊器经受住了时间的考验，仍被用于病理检测中。在某个夜班（我连续 4 个轮班中的第 3 个），我给一个开车撞到树上的病人做检查。树赢了，他疑似肋骨骨折。我紧急检查了他的胸部，看他是否有肺萎陷的迹象，这被称作气胸。骨折的肋骨经常能刺穿肺周围的膜，这会让空气泄漏到肺和胸壁之间的空间，导致患者变得越来越狂躁和呼吸短促。

通过听诊器，我发现他的左肺没有呼吸音，这令人担忧。敲击左肺，就像是在敲鼓。这是一个可能致命的肺萎陷的标志。肺萎陷是由空气压迫肺部所致，被称为张力性气胸。实际上我从未亲眼见过，但根据我从医学课本上学到的知识，我知道该做什么。我在他的上胸部插了一根套管，他的胸腔里发出了令人放松的嘶嘶声。病人吃力的呼吸立刻平静下来。胸部X射线片显示另一侧有血胸，肋骨骨折导致血液进入肺部。

我以最快的速度准备好了各种器材：胸腔引流管（一根引流血液的塑料管）、手术刀、局部麻醉剂、大量纱布和一些缝线。在接下来的10分钟里，伴随着我们两人的咕哝声和呻吟声，我将胸腔引流管插入病人的左右肺。于是，一股鲜血被虹吸到右边的引流管里。引流500毫升后，病人看上去更舒适了，气短减轻，并有轻微的饥饿感。你在少了500毫升的血液之后，也会这样。

氧气力学

肺功能背后的工程学既令人惊叹，又非常基础。每次吸气时，膈肌收缩下移。与此同时，肋骨之间的肋间肌（如果你是烧烤爱好者，就能认出这些肌肉）将你的胸腔向上、向外移动。这种协调作用都有助于吸气。呼气在更大程度上是一个被动的过程。这些肌肉放松，肺部随着一声叹息慢慢收缩，完成呼气过程。

这种设置有一个非常明显的问题。每次吸气时，你都希望能把新鲜空气吸到肺中，但它会和残留在呼吸系统中的污浊空气混合在一起。这意味着当它到达气囊进行气体交换时，它包含了部分污浊空气。想想你喝瓶子里的最后一口水时……它的主要成分是唾液和回流的水，对吧？每次吸气，你的肺里都会留存一定量的污浊空气，这种"呼吸回流"被称为无效腔。

这就是为什么你有一个巨大的呼吸网络来快速交换氧气和二氧化碳以满足高需求，也是为什么你会在剧烈运动时喘不过气。在你最需要肺部的时候，它让你失望了，限制了你的能力。值得庆幸的是，这不会导致你被附近的剑齿虎吃掉。只不过你会错过那班车，导致上班迟到。

我认为肺在工作时就像是一对气球。我必须承认这个说法对它们不是很友好。呼吸的机制比无意识地吸入和排出气体的泵稍微微妙一些。肺里有大量免疫细胞。它们也会与肾脏一起，在维持血液pH值方面发挥作用。每次吸气，下行的空气就会通过两个肺里面像迷宫一样的地下走道。如果排成一条直线，这些地下走道将长达1 000英里[①]以上。考虑到这么长的距离，我们应该庆幸这项工作大部分是由脑干自动完成的。

肺里数以百万计的微小气囊统称为肺泡。它们是呼吸系统的核心，气体交换就是在这里发生的。每个肺泡（人类头发丝那么宽）都被微毛细血管网包围。这些毛细血管将氧气输送到血液中，同时将二氧化碳送到肺泡中，随着每次呼气排出体外。这个交换过程非常重要。事实上，你的生命依赖于它。一方面，它带来的即时效果是显著的，可以让氧气以令人难以置信的速度扩散到血液中；另一方面，它还会排出有毒气体，否则有毒气体会以同样的效率进入大脑，导致死亡。

---

① 　1英里≈1.6千米。——编者注

你可能认为人之所以呼吸只是因为需要氧气，但这个想法并不全面。呼吸的主要动力是身体厌恶过多的二氧化碳。如果二氧化碳不断积累，就会使血液呈酸性。

肛门呼吸

考虑到肺部气体交换的重要性，你有理由问为什么这项工作全部由嘴和鼻子完成。毕竟，你还有一个粉红色的肉质孔，经过一些改造，可以作为备用氧气发生器。目前，你的肛门只有一个功能。如果你的肛门也能为你呼吸，我们都会认为那将是一件了不起的事情，而且你的这项特殊技能将使你成为聚会的开心果。这听起来可能像是做梦，但事实上，日本科学家最近发现猪和啮齿动物能够通过它们的肛门吸收氧气，甚至可以不通过肺部呼吸而生存。这是一种难以置信的超能力，但也许是对营销部门的考验。

入侵者必亡

进入你宝贵的空气房间的主要入口，恰好是你最大的弱点之一。很不幸，你的呼吸道（你的气管）和食管是共用门户的。因此，每次吃喝时，你都在不知不觉地玩窒息轮盘赌。更糟糕的是，肺的内部非常敏感，任何通过气管进入肺部的食物或液体物质都会引发不舒服的化学反应，有时甚至是严重的化学反应。在医院里，我经常看到病人在手术后，或者在意外的剧烈干呕之后，吸入呕吐物或分泌物。这可能引发肺部的化学性炎症，即吸入性肺炎。

即使你成功地避免了食物掉入气管，它仍然是一个开放的门户，潜伏的病原体、刺激性污染物和令人讨厌的过敏原都可能进入并破坏你的呼吸。

虽然你的肺部在察觉到有非空气物质接触其内部后不会有剧烈反应，但是它们偶尔也会进入军事模式，例如在对抗病毒或细菌的攻击时。这种入侵会使你的肺部充满黏液，导致呼吸困难。更糟糕的是，如果你是哮喘患者，那么即使挑衅者是最无害的东西（冷空气、灰尘甚至香烟烟雾），你的肺可能也会自行窒息，让你喘不过气。

肺看起来很强壮，但实际上它们非常脆弱。吸烟、炎症或感染将造成越来越多的微小疤痕，这些都会损害肺泡中的胶原蛋白和弹性纤维，使它们失去弹性和回弹力，导致慢性肺部疾病。

为了降低每次呼吸的死亡风险，肺起到了空气净化器的作用。它们将颗粒物质限制在肺黏膜中，然后将其向上方运送，最后扫地出门。这项工作是由数百万纤毛完成的。这些细小的毛发状突起覆盖在气道上，通过猛烈地抽打，将入侵的颗粒重新引导回食道。如果这些颗粒没有被吞进胃里，就有可能随着咳嗽、打喷嚏或干呕进入你的嘴里。美味！

辅助呼吸

新冠疫情表明，在呼吸方面，我们需要更多的选择。当肺部需要帮助时，机械通气可通过气管将空气人为地推入肺部，这是我们目前的默认处理方式。此外，我们还可以采用体外膜氧合（ECMO）

将血液泵出体外，在人工肺中再氧合。

人工呼吸机制的基本概念已经存在几十年。在19世纪，病人需要端坐在气密室里，将头伸到外面。可以通过一对风箱增加或减小气密室里的空气压力，但必须从外部手动操作。压力变化会导致病人胸腔收缩或扩张，以模仿自然呼吸。正是因为有这些早期形式的"负压呼吸机"，人们后来发明了可怕（最终能挽救生命）的铁肺。

在20世纪早期，脊髓灰质炎是最可怕的疾病之一。这种病毒可能导致呼吸瘫痪，使人无法呼吸。在20世纪四五十年代，它是儿童和青少年死亡的一个主要原因，也让年轻患者觉得困在铁肺里的那段时间难以忍受。

这些巨大的呼吸机堪称庞然大物，有的长达7英尺。患有脊髓灰质炎、没有辅助时几乎无法呼吸的孩子，脖子以下全部被铁肺包围。装置底部的一对风箱履行人体隔膜的功能，通过负压和正压迫使空气进出病人的肺部。

对于被包裹在铁肺里的患者来说，这可能是一段非常不愉快的经历，但这个装置可以长时间辅助患者呼吸，让他们在几周内打败病毒，恢复自主呼吸。有几个病例有些令人不安，那些患者始终没有恢复自主呼吸的能力，被迫在这个金属笼子里度过他们的一生。20世纪下半叶，一项有效的疫苗接种方案的出现几乎从发达国家根除了这种病毒，也结束了这种可怕但必要的人工呼吸方式。

自救妙招

你可能认为，你已经能阅读了，现在学习如何正确呼吸肯定为时已晚。在大多数情况下，呼吸是一个无意识的过程，其速度由脑干控制。但我们在一定程度上仍可以去有意识地控制它，你可以通过一些基本的方法和技巧来学会如何更好地呼吸。

关于好的呼吸，人们很少说到的一个方面是姿势。姿势正确，你的横膈膜就不会受到阻碍。这意味着要确保你的背部是直立的，同时你的肩膀不要前耸，而是下沉，略向后张。下巴微微上扬，下颌、颈部和肩膀保持放松。

与此同时，花点儿时间想想你的嘴，在需要的时候闭上嘴巴。我并没有冒犯的意思。问题是，大多数人都是长期用嘴呼吸，这可能导致口干、口臭，还会刺激你的肺，也是睡眠呼吸暂停的一个致病因素。用鼻子而非用嘴呼吸，可以使你充分利用身体内的天然过滤器。这有助于在空气进入身体敏感的内部环境之前过滤、加湿和清洁空气。鼻腔呼吸可以让呼吸更深、更饱满。现代生活的压力常常会让你无法进行有效的膈式呼吸。相反，它把我们推向更浅、提神效果较差的胸式呼吸。你现在可以自己试试：平躺在床上，膝盖微微弯曲，一只手放在胸部，另一只手放在腹部，也就是放在肋骨下方。用鼻子慢慢吸气，想象空气进入下腹部。放在胸部的手应该会静止不动，而放在腹部的手应该会升高。呼气时，应该正好相反：收紧腹部肌肉，让空气从噘起的嘴唇间呼出，放在腹部的手应该会回到原来的位置。

当你经历惊恐发作或哮喘发作时，或者在任何呼吸短促的时刻（无论是因为窒息还是置身于幽闭恐惧的环境中），你可以清楚地看到呼吸对情绪的影响。这些加剧的负面情绪会在患有慢性阻塞性肺疾病等严重肺部疾病的人的身上表现出来，呼吸困难会导致他们呼吸得更快、更浅，并加剧焦虑和不适。

在照顾你的肺时，要注意空气污染物。遗憾的是，这在现代生活中基本上是不可避免的。即便如此，你也可以采取一些措施来确保室内空气质量良好。保持室内清洁可以减少灰尘的积累，同时你应该定期打开窗户，确保通风良好。在室内种植物也可以通过吸收水分（这是有利于霉菌滋生的一个因素，而霉菌对肺不友好）和帮助调节湿度来改善空气质量。还有一些简单措施也会有所帮助，比如在做家务时避免将氨和漂白剂混到一起，两者会产生有害肺部健康的气体。

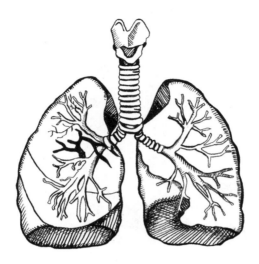

肺

健康秘诀

我们经常服用止痛药，如对乙酰氨基酚或布洛芬，以减轻或缓解头痛、肌肉酸痛等原因引起的轻度或中度不适。

某些止痛药在包装上声明见效快，这很容易被我们忽视，但这是一个受到严格监管的市场，这样的声明必须是合法的。

事实上，身体吸收盐、凝胶或液体形式的镇痛药物比片剂更快。虽然这些形式可能有止痛效果见效快的优势，但普通的、更便宜的片剂仍然可以按照自己的速度起到同样的效果。

第 **5** 章

骨骼负载的失败

搭建人体的结构

你的骨头很重要。没有它们，你就会一团糟。骨头是身体的基础设施，它们相互连接，形成了人类的骨骼。软骨、关节和肌腱将它们连成一体，变成承重梁和连接处，提供力量、稳定性并保持全身直立。

你的骨骼能让你用两只脚站立，这是你成为地球上最成功的生物的原因之一。（不过，这种看法取决于你在和谁交谈。）有时，这个养育、保护、支撑你的框架也可能是一个骨质笼子，让身处笼中的你承受慢性背痛、经常性颈部疼痛和膝关节疼痛的折磨，就像在压力下破碎的混凝土。

从这个角度来看，如果你的骨骼是一座建筑，那么把它推平并建造一座现代化建筑取代它会更经济、更有效。虽然骨骼可能会让你痛苦，但我们可以想办法对关键部件的结构做一些补救，让整个骨骼不会在你的有生之年彻底崩溃。

入"骨"三分

你的骨头搭建起了一副脚手架，从头到脚支撑着你的整个身体。它不是一个无生命的物件，而是富有活力。骨头上覆盖着薄薄的一层膜（骨膜），里面有丰富的血液，因此骨头其实是浅浅的粉红色，而不是白色。你的身体里有 206 块骨头，它们不仅帮助你跑、跳和走，还能保护你脆弱的内脏，容纳骨髓，甚至储存钙、磷等珍贵的矿物质。但是要让骨头继续保护你，你必须保养它们。

人的骨头就像宜家的平板包装家具，也需要组装。在 30 岁之前，你的骨密度会持续增加。到了 40 多岁，随着骨骼开始萎缩，骨密度开始下降，在女性绝经后这个过程可能会加速。进入老年后，骨头比你年轻时更容易骨折。所以，不要再在减速带上炫小轮车特技了。

自救妙招

一些简单的行为也有助于长时间保持骨密度，并非只有锻炼才有这个效果。

你可能一再听说必须喝牛奶才能强健骨骼。这通常是大型牛奶公司的宣传点。虽然牛奶是一种营养丰富且相对容易获得的钙和能量的来源，但大多数人其实在出生后不久就失去了消化乳糖的能力。更重要的是，牛奶中没有足够的钙来维持骨骼。如果身体缺钙，就有可能从骨骼中吸取钙来支持心脏和肌肉——显然这不是很好。幸运的是，某些乳制品（例如奶酪）和蔬菜（例如羽衣甘蓝）中富含钙。接下来是维生素D，它有助于肠道对钙的吸收。因此你更有理由在涂抹防晒霜后去晒晒太阳了。你是不是有问题要问我……不，防晒霜不会"减少"你对维生素D的吸收。仍然有大约3%的紫外线可以到达你的皮肤，这足以合成维生素D。更重要的是，所谓安全地晒黑是根本不可能的。

膝盖不能软

你的膝盖是你身体的又一个老黄牛。这些大力士费力地迈出的每一步，就相当于举起你的体重6倍的重量（如果跑步的话甚至更多！），膝盖是你体内负担最重的关节。它的职责就是在你的一生中承受数百万步行走带来的压力，然而日积月累的压力有时不可避免会导致它的崩溃。

如果膝盖没有疼痛的感觉，四处走走是一件好事。膝盖的弱点可以简单地归结为解剖和工程结构问题。膝关节是一个铰链关节，通过韧带和肌肉将股骨（大腿骨）的底部与胫骨的顶部连接起来，但这些韧带和肌肉容易撕裂和扭伤。

相比之下，髋关节可以赢得所有创新奖项。它是一个球窝关节，骨盆上有一个凹处，也就是髋臼，可以让股骨的圆头优雅地滑进去。这增加了髋关节的坚固性，还扩大了它的活动范围，使它能轻松地扭曲和转身。想象一下，如果你的膝盖也能完成这些动作，你的舞蹈动作会有什么样的变化。然而，如果膝盖可以像髋关节一样旋转，你就有可能发生更多的事故。膝盖像门的铰链一样，可以前后移动。如果它也能转动，就会严重影响脚的稳定性。

当你快速改变方向时（实际上是快速扭动和旋转），膝盖不再和脚处于同一个方向。相反，膝盖会依靠韧带和肌肉保持稳定。试想一下：当你移动的时候，把你的大腿和小腿连在一起的唯一东西就是韧带和肌肉。干得不错！

其中一种韧带——前交叉韧带（ACL）被严重忽视了，它没有血管，但它起着非常重要的作用，把你的股骨与胫骨连到了一起。如果它被撕裂，就只有手术才能真正修复损伤，尽管有证据表明，早期接受专门的物理治疗可能有助于它恢复功能。前交叉韧带撕裂是外科医生最常遇到的运动损伤之一，就像汽车修理厂的机械师经常看到被坑坑洼洼的路面严重损坏的车轮一样。

自救妙招

支撑膝盖的肌肉和韧带也依靠股四头肌和臀部来保持稳定。弓步和深蹲这两个简单动作可以让膝盖和臀部得到良好支撑，但如何保护关节本身呢？这需要第六感，字面意义上的……

　　本体感觉是一种你不知道自己拥有的隐藏能力。它可以让你不用看就知道你的关节在空间中的位置（这被称作空间定向）。这是因为你的关节和韧带有大量神经纤维不断地向大脑反馈信号。你可以把它想象成你体内的指南针。

　　本体感觉不是一个静态的东西，而是可以改进的。从本质上讲，你的身体不假思索地自动校准或自我纠正的能力越强，你受伤的风险就越低。例如，如果你在不平坦的地面上奔跑，你的身体就会进行大量微计算来稳定自己，减少对膝盖的伤害。大多数优秀的摔跤或登山运动员都能让他们的动作看起来毫不费力，部分原因是他们有很强的源于经验的本体感觉。

　　你可以通过简单的平衡练习来提高你的本体感觉。闭上眼睛，单腿微微弯曲站立。这个动作不仅会迫使膝盖周围的肌肉在保持你的平衡时付出更多的努力，还能调整你的关节感觉。你还可以把头偏向一侧，以提高难度（因为这个动作还会干扰你的内耳平衡）。

　　除了平衡练习，你定期参加越多的体育活动，你的身体和大脑就越有可能本能地知道该做什么，以及如何在你没有发出有意识信号的情况下保护你。最终，你的膝盖会感谢你。

膝盖的重建

英国每年有超过 7 万例膝关节置换手术，绝大多数都是因为骨关节炎，实际上就是你的身体在用骨头摩擦生火。

健康人的体内应该有光滑的滑动面，可以让骨头来回移动，避免直接相互摩擦，这被称为关节软骨。但是随着时间的推移，它会逐渐变薄和磨损。问题是，这些软骨不会自我替换，因为当它进化成你身体的一部分时，它从来没有想过要工作 70 多年。你对这些软骨的使用将远超其规定的质保期。当你 85 岁的时候，如果你在生活中保持适度的活跃性，那么你走过的总里程有可能达到 30 万千米，几乎可以绕地球 8 圈。难怪你可怜的软骨认输了。考虑到超重（这是现代生活的祸害），有时还有遗传因素，你就能明白为什么你的膝关节软骨会选择提前退休。好消息是，换一副新的膝盖就等于迎来了第二次生命。只是明智的做法是照料好原有的膝盖，不要让它承受不必要的磨损。

自救妙招

既然关节承受压力会导致骨关节炎，那么这是否可以成为你不从事跑步等运动以免关节受损的理由呢？在你为了维护自身利益而躺到沙发上之前，一定要慎重，因为有证据表明，穿上运动鞋，去户外慢跑，实际上可以延缓骨关节炎的发作。

在类似于跑步的负重活动中，膝关节是有负荷的。这有助于挤压软骨，每跑一步，都会像挤海绵一样挤出废物，同时将新鲜的富含营养的液体吸进去。当然，就像生活中的大多数事情一样，适度是关键，只是大多数人真的不需要担心运动过量。

双脚优先

可能你不会浪费你的宝贵时间去思考脚的复杂性和各种变化。只有在它们疼痛的时候……或者骨折的时候，你才会注意到它们。

你的每只脚有 26 块骨头，两只脚总共有 52 块骨头，这相当于你骨骼总量的 1/4。太荒谬了！这些小骨头、肌肉和韧带对你的树栖祖先来说非常重要，但是对于如今在人行道上行走的人来说，它们就没有那么重要了。脚不断蹬离地面，会导致跖筋膜炎、足部疼痛和脚踝扭伤。

让人意想不到的是，脚痛只是它们在提供移动能力时付出的一个小小的代价。脚提供了稳定性、长距离移动的能力，并在你接管舞池时支撑你扭曲的身体。如果你的双脚没有这些骨头，你就只能放弃一部分力量、灵活性和平衡，而且它们也会对压力敏感。从好的方面来看，你那娇嫩、被减配的新脚可能会让足病医生失业。

这双复杂的脚让你站到了地面上，在我们可以 3D（三维）打印新的脚之前，你只能学会适应它。只要给予基本的照顾和关注，它们应该能让你保持直立，直到其他高于它的身体部位让你失望为止。

自救妙招

有一种观点认为，足部的很多生物力学问题，可能源于用来缓冲和保护足部的鞋子。如果赤脚，那么在脚底接触地面时，皮肤、肌腱和韧带里密集的感受器就会把丰富的信息传递给大脑和脊髓，其中不仅有位置数据，还有张力、受力和拉伸力等信息。这样，大脑就可以更精确地控制足部肌肉和调整关节，并且最大限度地减少冲击、吸收力量，从而减少损伤。那么，为什么你要把脚放进鞋子里，减弱这些信号呢？这是跑步界的热门话题，两边的支持者都提出了令人信服的理由。显然，在希望保护双脚和尽可能保护足部健康之间需要权衡。归根结底，这取决于个人选择，最近"极简"鞋的兴起在某种程度上是一种明智的妥协。如果你决定彻底摆脱运动鞋，那就先走再跑吧。否则，你可能会因为急于求成而受伤。

不管穿什么鞋，你的脚都没有太高的要求，尽管它们应该这样做。弯下腰剪好趾甲，以免它向内生长。如果你给几个人做过手术，就不会希望发生这样的事。当然，你应该买一双大小、肥瘦都合适的鞋子，因为你一天中大部分时间都要穿着它们。不合脚的鞋子是导致鸡眼、老茧、拇囊炎和慢性足痛的罪魁祸首。

在大多数情况下，足部干燥或者有零星干裂对普通人可能没有什么影响。但是，如果你患有糖尿病或某种免疫抑制，那么干裂就有可能变成溃疡或疼痛且难以愈合的伤口。不管你的健康状况如何，都应该像对待脸一样对待你的脚，让它们保持滋润和清洁。

疼痛的背

背痛是一个悄无声息的杀手。它会在你最意想不到的时候悄悄降临，带来毁灭性的后果。但是，这个杀手的业务不精，因为背痛很少会要了你的命，它只会让你的生活痛苦不堪。

你的脊柱是你身体的支柱，它会以各种方式引起关注，从单纯的疼痛到剧烈、折磨人的痉挛、脊柱侧凸、脊柱后凸和疼痛难忍的椎间盘突出。它甚至每天都想把你变小。脊柱如此重要，但是它的工程结构是一个令人难以置信的灾难，它就像一座用脆弱的椎骨搭建而成的摇摇欲坠的塔，支撑着一个充满血液的西瓜，这好比将一个苹果梗立起来保持平衡。这不是一件容易的事，而且经常出问题。

从实现稳定性这个角度看，你可能会认为脊柱应该设计成更硬、更直的杆子才对，就像你的近亲黑猩猩和猴子。相反，就像那些由委员会而不是通过常识做出的决定，你的脊柱是柔韧且弯曲的。据说这些弯曲可以帮助你保持平衡和直立行走，但从物理学的角度来看，这也是它的弱点所在。

也许，最令人担忧的是你的身体在脊椎中进化出已失去再生能力的神经元。如果脊髓受伤，神经元不能像身体其他部位一样自动恢复，结果通常是瘫痪。

自救妙招

当涉及修复背部问题时，我们所在的这个到处都是错误信息、危机四伏的世界有时只会使问题变得更糟。尽管有各种各样的神奇疗法，但有时单纯的锻炼才是减轻疼痛、恢复活动能力和力量的关键。

在我和我的神经外科同事看来，颈椎按摩没有好处。脊柱和颈椎按摩疗法被认为是一种替代疗法，而不是常规疗法，在某些情况下，它甚至可能带来严重的健康后果，如椎动脉夹层（重要动脉撕裂，可能导致脑卒中）。你的第一选择应该是请理疗师、疼痛专科医生和脊柱外科医生来解决你的问题。

虽然没有明显的经验证据，但是其他活动，如按摩，不大可能造成伤害。事实上，从缓解疼痛的角度来看，按摩这种方法肯定有一些道理。它不太可能让背部发生长远变化，但至少在短期内可以改善症状和功能。西医对针灸的理解并不够深刻，尽管有证据表明在某种程度上，它似乎有所帮助。这是治疗背痛的最古老的方法之一，也是东方传统医学的基石。东方传统医学是中国哲学的基础，认为疾病是阴阳失衡的结果。虽然我接受的是西医培训，但我是在一个与整体和自然疗法有着深厚联系的文化中长大的。因此，如果针灸能让我恢复往常的灵活和柔韧，那么在我的背部出现问题而其他方法都不起作用的时候，我会非常乐意尝试。

背痛有时像一个恶魔。值得庆幸的是，对绝大多数人来说，它不太可能致命。关于什么时候应该认真对待背痛并咨询医生，我有下面这些建议：

1. 背痛已困扰你超过 6 周。

2. 背痛由外伤引起，比如交通事故。

3. 疼痛严重，且（或）没有减轻，或正在加剧。

4. 双腿疼痛、无力，且（或）不能排尿或排便，甚至尿和粪便都无法排出（这是神经压迫或损伤的标志）。

扭动和转动

可能导致脊柱出问题的并不仅限于负重，移动这个基本动作也会造成伤害。例如，无论你是人类、鸵鸟还是老虎，你都需要与地面产生足够的力量和摩擦来推动自己前进，同时还要保护你的身体免受每次蹬地产生的力的影响。对于人类来说，因为你自私的祖先决定尝试两足行走，所以所有的力量都会通过脚后跟上的一个点进入身体。这意味着我们要依靠小腿肌肉来吸收大部分能量，并在能量流向脊柱时保护我们的关节。你的背部自然会受到一些影响，其中大部分影响可以通过你移动的方式（即步态）进一步抵消。

当你的脚跟着地时，你的膝盖会弯曲5~6度，让股四头肌吸收能量。接下来，当你的跖骨蹬离地面时，股四头肌收缩，产生对地面的作用力，推动你向前。此时，这个接触点会受一个很大的力的作用。于是，你调整了你的步态来减轻每一步的压力，这就是为什么你在移动时会摆动手臂。因此，你不断扭动身体，以进一步分散你那奇怪的双足步态带来的扭转负荷。

如果不这样扭动，地面的反作用力就会大到足以让你旋转。问题是，它是引发背部问题的另一个主要原因。这是因为在脊椎的每个椎间盘之间有一个胶原蛋白构成的缓冲垫，里面充满了黏蛋白水凝胶。这种结构经常被比作果酱甜甜圈。椎间盘使我们的脊柱可以扭动和弯曲，还会分担通过它的负荷。问题是，我们一生会扭动数百万次，这确实会对椎间盘造成伤害。有时坚硬的外层会磨损，果酱从甜甜圈中逸出，你就会患上腰椎间盘突出症。更糟糕的是，果酱会压迫重要的神经，导致疼痛或麻木，有时会波及（或传播至）腰部、臀部和脚。你可以通过加强你的核心肌肉，增加脊柱的支撑力和稳定性，来避免最糟糕的情况。与此同时，你也应该记住，这是人为直立行走付出的代价。相比于直立行走使我们人类成为最成功的灵长类动物，这个代价还是比较小的。

挺起腰杆

从小（也许一直到 10 多岁时）你就被教导不要姿态懒散。甚至等你长大了，你可能还要自我纠正习惯性的弯腰弓背、毫无生气的姿态。你可能很清楚，好的姿态可以降低背部问题和行动不便的风险，但这也比你想象的更微妙。

每天低头盯着手机几个小时，不太可能对脊柱有好处，这是有道理的。事实上，甚至有一些证据表明，颈椎曲度变直或反弓（也叫"短信脖"）的发病率正在上升。

不良姿态是习惯性的，会自我强加，最终给你带来身体上的痛苦。我们以坐在椅子上，把一个脚踝塞到屁股下面这种姿态为例。椅子不会强迫你采取一种会导致脊柱负荷不平衡的姿态，这是椅子的不当用法。为了舒服，你甚至可能会把脚踝塞得更深，这会让情况变得更糟，因为它不符合人类工程学。所以，解决方案不是为你制造可以容纳一条腿在屁股下面的特殊椅子，而是要以正确的姿态坐在椅子上。

当然，我们都有自己的姿态怪癖。毫无疑问，你会尽量减少不舒服的动作或休息姿势，但有时你发现自己违背了人类工程学，而且可能会对工作造成危害。作为一名外科医生，我经常需要在狭窄的空间把尖锐的器械摆出有趣的角度，因此身体会发生各种各样的扭曲。在做腹腔镜手术（一种腹部微创手术）时，我需要把一个细长仪器插到患者肚子里，同时还要看着屏幕。仪器是用脚踏板操纵的，这意味着我需要确保我的手、肘部和手腕保持合适的角度和姿势，以避免过多重复性的扭伤。同时，手术台的高度需要让我和我的助手都感到舒适。如果手术中出现任何纰漏，虽然我的病人在离开手术室后会走上康复之路，但我将面临痛苦的折磨，见证姿势性压迫引发的不良姿态导致走路一瘸一拐的例子。

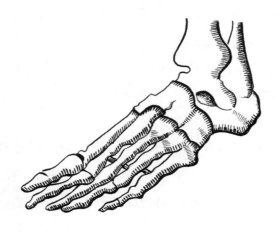

足骨

健康秘诀

　　抗生素不仅会消灭有害菌，也会消灭有益菌。如果医生给你开了抗生素，你可以采用下面这个简单的方法，它可以最大限度地减少不可避免的消化紊乱：

- 增加纤维（益生元）的摄入量（坚果、种子、蔬菜和豆类），以促进有益菌的繁殖。
- 考虑增加纤维补充剂，如车前子壳（可在健康食品店买到）。这是一种常见的可溶性混合物，对肠道温和。
- 考虑在饮食中加入天然益生菌：酸奶、奶酪、发酵蔬菜等。

第 **6** 章

来自眼睛的凝视

不全面的视觉领域冒险手册

几个世纪以来，眼睛一直是诗歌和哲学的主题，但实际上，它们就是两团海蜇皮。我不准备阐述眼睛工作的技术细节（通过将光信号转换为大脑中的电码），而是想讨论更实际的方面：如何弥补视觉健康随时间推移必然发生的衰退。有了这些事实根据，你就可以找到增强视力的方法。奇怪的是，你甚至可以利用它来改善眼睛以外的其他方面的健康状况，比如你的身体健康和精神健康。

视觉

你的眼睛既伟大又可怕。事实上，有一种观点认为，所有人本质上都是盲人，即使是那些被认为视力非常好的人，因为我们对世界上大约 99.997% 的东西都视而不见。完整的辐射彩虹（即电磁波谱）可能非常美丽，但你永远不会看到它，因为人眼只能看到其中很小的一部分：可怜的 0.003 5%，即可见光。你过着浑浑噩噩的生活，对周围隐藏的世界浑然不觉。

进化把我们束缚在这些有限范围内，因为实际上我们不需要看到 X 射线或红外光也能躲避捕食者，或者找到合适的伴侣。然而，蜜蜂和蝴蝶确实需要紫外线辐射来识别花朵上的特殊图案，而蛇需要红外视觉来捕捉温血猎物。在某种程度上，我们都是自己的进化命运的奴隶，是这个模拟过程中的一个角色。

抹除记录

眼睛的苦恼不止于此。事实上，它的结构非常可怕，以至于大脑不得不隐瞒真相并对你撒谎。即使现在，当你读到这一页的时候，你也会暂时性失明。这种奇怪现象被称为"扫视遮蔽"，这个奇特术语的意思是大脑掩盖了糟糕的视觉能力，并删除眼睛这台闭路电视拍摄的定罪录像。这是因为每当你的眼球转动时，比如在阅读书页的时候，它就形成一系列静止的图像。随着眼球转动，许多画面都变得模糊了，于是大脑会把这些画面扔到剪辑室的地上，假装你看到的是像电影一样流畅的东西。

当目光转移时，视线的快速运动被称为扫视。相反，视线停留的地方被称为注视点。当你看注视点时，实际上这是你失明的时刻，因为大脑会删除沿途看到的模糊图像。为了防止你察觉到欺骗，你的大脑会阻止你的意识去记录它。你能相信谁呢？

上下颠倒

曾几何时（这要怪古希腊人），我们曾经认为我们能看到周围世界是由于眼睛发出的光照亮了我们看到的物体。这就是众所周知的发射理论，在数百年的时间里，它一直主导着我们对视觉的理解。

值得庆幸的是，我们在 16 世纪觉悟了，对眼力学也有了逐步理解。这时，我们认识到眼睛相当于导管，视网膜是光的感受器。光线到达角膜后，被晶状体折射（或弯曲），在眼睛后部的视网膜上形成图像。这就是奇怪的地方。你会得到一个清晰的图像，但它是上下颠倒的，因为凸透镜的折射过程会导致图像颠倒。为了纠正这个错误，你的大脑只能收拾残局，翻转图像使其头朝上。如果你不相信你的眼睛在完成这么简单的任务时表现得竟然如此糟糕，那就闭上眼睛，轻压眼球左下方。此时，你应该能看到右上角出现了一个黑点，这证明图像真的被翻转了。

值得注意的是，这种翻转行为并不是我们生来就会做的。大脑必须通过学习才能掌握它。人们认为，在生命刚开始的那几天，婴儿看到的世界是颠倒的。这不太好。所以，如果一个新生儿在看你的脸时害怕得哭了，可能不是因为你有一张让人不忍直视的脸，让他害怕，而是因为你的微笑还没有被他从皱眉转换成微笑。

可怜的视网膜

你必须明白，进化并不是神经外科医生用显微外科技术塑造人类。进化是笨拙的、混乱的，且没有系统性，又古怪，这些特点在眼睛的构造上很明显。这个过程一旦开始，就没有回头路了。错误接二连三地出现，但是随着时间的推移，被各种干扰和偏离掩盖，使你不至于在黑暗中挣扎。

为了营造一些玫瑰色的怀旧之情，或者只是为了激起不好的回忆，你可以回想一下学校的生物科学课，你很可能在课堂上看到眼睛的解剖图，它详细描述了眼睛的各种内部结构。这里要注意的第一个重要结构是视网膜，它是眼睛的交换机，接收传入的信息（以光的形式）并将其传递给大脑进行处理。

事实上，从严格意义来说，视网膜是大脑唯一外置的部分，不受颅骨的保护。所以，从本质上讲，这两块脑组织在胚胎发育过程中被故意挤出，然后塞进了两个眼窝里。

从更详细的视网膜特写可以看清它的各个层。光只有穿过所有细胞层和神经元之后才能到达视杆细胞和视锥细胞（光敏感细胞，被称作光感受器）。一般来说，视杆细胞处理光，在夜间发挥作用，而视锥细胞则将颜色加进来。虽然视杆细胞和视锥细胞都能发挥作用，但它们有一个设计缺陷：容纳它们的视网膜是朝内而不是朝外的。2015 年，一群科学家断定，这种安排可能有助于防止我们被光淹没（致盲），但让我感到奇怪的是，光的光子必须绕着整个"相机单元"走很长一段路才能到达接收端。也许这可以归结为一个事实：你的眼睛是由大脑长出来并进化形成的，而不是面部外层皮肤内折的产物。

由于这种随意的布局，再加上视杆细胞和视锥细胞的神经纤维必须汇合，才能在返回大脑的通路上加入视神经，这两个因素导致你陷入一个不幸的困境。大致说来，你的视网膜朝前的一面（严格

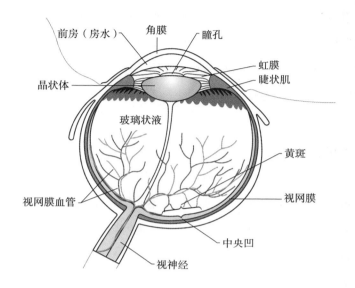

说来是背面）有一个洞，以便视神经穿过。这个洞在你的视觉中表现为一个偶然出现的盲点。为了弥补这个缺失，大脑会利用照片库里现有的素材来填补空白。它还考虑到每只眼睛的补偿机制，所以它们会互相帮助。大多数时候，我们察觉不到这些盲点的存在，它们也不会对我们的视觉功能造成很大的损害。但如果我们的视网膜反向安装（这实际上是最有效的，也是正确的方法），就根本不会有这个问题。

为了弥补盲点没有光感受器的事实，人眼也有一个甜蜜点，称为黄斑。它构成了视网膜的一部分，挤满了密密麻麻的视杆细胞和视锥细胞，以取得精细的视觉。黄斑里面还有一个中央凹区域，是高密度的视锥细胞所在的区域。这种把所有鸡蛋放在一个篮子里的方法相当危险，因为要获得精细的视觉就必须高度依赖于黄斑。这意味着这个小区域发生任何问题都会对你能否看清楚产生重大影响，视网膜的其余部分由于视杆细胞和视锥细胞分散导致性能不佳。事实证明，黄斑变性是最常见的致盲原因。你可以把眼睛的这个致命弱点归咎于它奇怪的解剖结构。

你能信任谁？

你看到的是一个谎言。这可能听起来像一个奥威尔式的陈述，但视网膜的视杆细胞和视锥细胞擅长不同的任务，这意味着如果没有大脑的调和，你的视觉将会一团糟。视网膜的外层大多是视杆细胞。这些细胞只能看到黑白两色，与你从密集聚集、视锥细胞占主体的中央区域探测到的精细细节相比，清晰度相当差。尽管有这种奇怪的布局，但你似乎在眼睛的所有部位都能感知到全彩色图像。从本质上讲，大脑对存储信息的推断会弥补色觉和边缘细节的缺失。它会调用这个图书馆储存的材料，将基于过去经验的假设数据拼接在一起，这被称为"无意识推理"。

考虑到这一点，此时此刻你所看到的一切都只是猜测。这个概念让我感受到存在性恐慌，我希望它对你也有同样的影响，因为分享痛苦会让痛苦减半。假设你在看一个红苹果。事实上，眼睛中能感知颜色的视锥细胞根据苹果反射的光的波长，形成了一种关于电子代码和数据点的规律，使你能够感知到红色。那么，这个苹果真的是红色的吗？不确定。因为并没有红光进入你的眼睛。相反，你的大脑会将红苹果反射的光的波长与该物体周围的其他波长进行比较。你只是在感知电的规律（对不同电信号进行比较），你看到的是信号的转换。所以，更合适的说法可能是你用大脑看东西，用眼睛收集信息。

红色迷雾

奇怪的不仅是反向排列的光感受器，也不仅是从你眼睛前方那个宝贵的位置穿过的神经。此外，就像是要让这个折中设计更加名副其实似的，为视网膜输送血液的血管位于外向侧，夹在光和感光层之间。通常情况下，这不会造成太大的伤害，但是它确实会造成盲点，减少到达视杆细胞和视锥细胞的光的数量。然而，更重要的是，它增加了患眼病的风险。

事实上，大多数患有糖尿病的人也会经历糖尿病性视网膜病变，视网膜被缓慢破坏。当这种疾病导致慢性血氧供应减少后，视网膜就会做出反应，在拼命请求增加血氧供应的同时，推动血管增生。由于血管位于视网膜的前面，所以血管数量增加只会使视力进一步减弱。再说一次，如果眼睛的视网膜换一个位置，所有这些乱七八糟的事都可以避免。遗憾的是，现在已经亡羊补牢，为时已晚了。

大自然没有给我们像枪乌贼那样的漂亮眼睛，而是给了我们可怕的"朝后"视网膜，这带来的另一个后果是我们的视网膜更容易脱落。在头足类动物（也就是软体动物，例如枪乌贼、墨鱼、章鱼……）的眼睛里，感光细胞的轴突（长杆状体）将视网膜固定在下层结构上。人类眼睛的视网膜有可能与下面的色素层分离，从而失去血液供应，导致受影响的部分失明。

堵塞的眼球

暂时不谈对你的视网膜施以私刑的暴民，让我们来看看一些糟糕的、可能导致混乱的眼睛结构。你可能听说过一种叫作青光眼的疾病，它是眼压升高导致的结果，特别是眼睛前房受到的压力。这个房间里充满透明的液体，叫作房水，然而我要告诉你的一点儿也不可笑。通常，房水通过小梁网排出。遗憾的是，由于管道布置得毫无条理，再加上这些排水管位于虹膜和角膜之间，导致它们很容易堵塞。如果房水积聚并使眼压升高，就会损害视神经，导致失明。如果让我们评论它的星级，得分会很低：不推荐。

被撕扯的视力

下面让我们把目光从内部设施转向外部装置，谈谈你的眼肌。眼外肌一共有 6 块：外直肌、内直肌、上直肌、下直肌、下斜肌和上斜肌。严格来说，多了 3 块眼外肌。如果把眼睛想象成一个球体，从物理学的角度来看，用 3 块肌肉就可以轻松地控制它向各个方向转动。6 块肌肉听起来像是在吹嘘最新款剃须刀的刀片数量，实际上就像剃须技术一样，你真的不需要那么多刀片。最终，它会导致你的眼睛更有可能发生严重损害视力的问题。

出车祸

相比之下，与深度感知等计算任务相比，眼睛的视觉机制有些简单。大脑需要现场进行微积分和三角运算，以理解眼睛提供的有限数据。眼睛用二维图像表现周围世界，然后大脑根据你的记忆和过去的经历将其渲染成三维图像。从一个非常基本的层面看，它知道物体的大小似乎随着距离的增加而缩小，它会提醒我们，当你从物体旁边经过时，它们是静止的，即使它们在我们的视野前经过。如果不处理和解释这些视觉信息，你在开车时用不了一分钟就会掉进沟里。

因为眼睛让我们能够处理图像、形状、颜色和运动，所以我们都会捍卫我们的眼睛，但实际上它们的职责就是充当大脑的使者。眼睛最原始、最基本的功能是帮助我们探测光线水平，然后告诉颅骨内的母船现在是什么时间。眼睛的这个功能要归功于一种最古老的细胞——黑视素神经节细胞，这是一种连接视网膜和大脑的特殊神经元。它甚至有自己的光感受器和感光色素——黑视素。有趣的是，黑视素也存在于青蛙等两栖动物的皮肤中。这使得它们能够根据光线改变皮肤颜色。遗憾的是，人类没有这种手段。包含黑视素的视网膜神经节细胞主要执行非图像形成的视觉功能，如调节睡眠-觉醒周期、情绪、认知、各种激素的释放和代谢率。只要你有视网膜，你就拥有这些细胞。即使你的视力受损，它们也会帮助你控制非图像功能。

眼睛和光芒

从进化的角度来看，人类的眼球会越来越长，越来越像梨形。这会导致角膜变得过度弯曲，光线聚焦在视网膜前而不是视网膜上，因此近处的物体看起来清晰，远处的物体变得模糊。罪魁祸首被认为是白天接触屏幕过多，接触自然光较少，而自然光被认为有预防近视的作用。这种情况会导致严重的后果，比如青光眼和黄斑变性的长期风险增加。这是因为视网膜中间的黄斑会缓慢衰退，最终导致直接视觉丧失。

自救妙招

从实际角度来看，你可以采取一些措施来保护你的眼睛，减少近视和其他眼部问题的风险。如果你在屏幕前的时间很长（大多数人都是这样），那么就采用 20–20–20 法则。每隔 20 分钟，离开屏幕休息一下，看向至少 20 英尺外的物体，至少看 20 秒。这可以让眼睛放松，暂时把焦点移开。不看屏幕也有好处。不如走出去，用自然光安抚一下双眼。

集中目光，集中思想

每次你看东西的时候，无论远近，你的眼睛都会改变晶状体的形状，以动态调整反射光落在哪个位置。这个过程被称为适应，它的影响不仅限于让我们看清近距离和远处的事物，还与认知集中和精神放松有关。

每次你的晶状体改变形状，都是应一群叫作睫状肌的小助手的要求发生的。同时，虹膜和括约肌会调节进入晶状体的光线量。所以，当你看远处的东西时，晶状体会放松并变平。在你看全景的时候，晶状体放松会让你和你的眼睛感到轻松。相比之下，聚焦于附近的物体需要晶状体周围复杂的肌肉做出更多的努力，甚至虹膜也需要付出一些努力，才能让晶状体收缩并变得更饱满，让光线聚焦到视网膜上。

虽然这个小小的结构看似不起眼，它存在的意义或许不是那么一目了然，但现在我们每天都要花大量的时间看近在眼前的事物。眼睛盯着手机、文件和电脑屏幕，晶状体就无法放松，肌肉也得不到休息。这是导致眼睛疼痛的快速通道，最终可能导致头痛。

自救妙招

光流这个概念是指你在运动时感知到的周围事物相对于你的身体的运动，例如骑自行车穿过森林时，你感知到树木向你的身后运动。你可以通过任何自发运动来感知这种光流状态，比如骑自行车、跑步、徒步旅行甚至游泳。为什么光流对我们有好处呢？和交感神经系统一样，你的视觉系统也是自主神经系统的一部分。交感神经系统是身体的或战或逃控制单元。当面对即将发起攻击的狮子，或者只是感到日常压力时，它可以放大你的瞳孔，缩小你关注的区域。

我们还要考虑副交感神经系统。它负责休息和消化，是帮助我们放松的系统。在视觉层面上，它会缩小你的瞳

孔，扩大你关注的范围。该功能在光流状态下的效果最好，
而光流状态可以通过在移动时观看全景来实现。在室内行
走可以实现光流，但是走到室外，欣赏周围的环境，是一
种更有益、更全面的体验。

超级视觉

虽然你可能不止一次发现你的眼睛有所欠缺，但是它在压力下
的适应能力也很有趣，尽管有点儿难以理解。我们在水下的视野就
是一个很好的例子。视野模糊是因为周围的水和外角膜所含的水密
度相同，导致我们损失了部分屈光力。这似乎是你必须接受的事情，
但有一个先例表明，只要更加努力，这也是可以避免的。莫肯人是
一个热爱海洋的游牧部落，生活在缅甸海的群岛上。他们的儿童整
天泡在水里，在水下寻找食物。令人难以置信的是，这些儿童能够
在水下看得非常清楚，眼睛也不会因为盐水浸渍而刺痛。

人们认为，由于经常在水下睁着眼睛游泳，日积月累，莫肯人
发育出了可以改变形状以保持屈光力的晶状体，以及可以收缩以加
大景深的瞳孔。但他们的眼睛如何能不受海水灼烧的影响呢？这仍
然是一个谜。我想，可能是因为孩子们很坚强吧。

不要凝视太阳……

你的眼睛很珍贵。不仅接触海水会带来强烈的刺痛，还容易受

到来自 9 300 万英里外的伤害。希望你从小就知道凝视太阳没有什么好处。要理解其中的原因，我们可以想象一个孩子用放大镜烤蚂蚁的情景（假设这个孩子很恶毒）。玻璃可以将太阳光线聚焦到一个点上并放大能量，在一张纸上烧出洞来，而眼睛晶状体的这项能力大约是玻璃的 4 倍。所以想象一下，如果你愚蠢到死盯着那个炽热的火球，你的视网膜会有什么结果。

在某些情况下，人们的视力会受到严重损害，以至于有一种病症就以它命名。日光性视网膜病变的发生是由于视网膜中提供最详细视力的那个部分——中央凹受到了永久性损伤。因此，患者不得不忍受视力模糊或视野中有一个大黑点，外加一大堆遗憾。

揉眼睛时会发生什么？

我告诉你的关于眼睛的一些事情，听起来可能非常荒谬。你可能因为不敢相信，甚至会揉揉自己的眼睛，但这正是你不应该做的，除非你想亲自动手，对它们进行可怕的改造，改变它们的形状。

当你用指尖或指关节粗暴地搓揉你的眼球时，实际上你是把它们往眼窝里按，使它们发生轻微的变形。而这还不是最糟糕的，揉眼睛不仅听起来很糟糕，还会伤害你的眼球。事实上，有证据表明，经常揉眼睛可能是导致圆锥角膜的一个原因。形成圆锥角膜后，由于过度摩擦，你的角膜会凸出，眼球会改变形状。

最糟糕的迷幻之旅

如果你曾经压扁过你的眼睛，那么你有可能感受过头部眩晕、眼冒金星，这种现象叫作光幻视。这个免费的迷幻表演表明你可怜的眼睛被迷惑了，在没有光的情况下感知到了光。

解读光线的视网膜神经节细胞很容易被欺骗。简而言之，施加压力就可以激活它们。如果你现在轻轻按压你的眼睛，神经节细胞就会被愚弄，就像受到光的刺激一样，向你的大脑发出同样的信号。它们根本无法分辨出光和压力信息之间的区别，所以将其毫无差别地传递给大脑的视觉皮质。因此，你会把那个让人眼花缭乱的光之秀看作一个精心设计的表演。只是要注意，为了表演效果反复刺激眼睛可能会导致大脑出问题。

警告标志

凝视均匀或明亮的东西，比如天空或一张白纸，就有可能看到"眼睛漂浮物"——大小不一、蠕虫状或者模糊的结构，在你的视野中飘来荡去。它们的医学名称是飞蚊症，但不要害怕，你的眼睛并没有被寄生虫入侵。实际上，这些微小的物体是随机的蛋白质斑块，比如分离的组织碎片，甚至红细胞。当它们穿过玻璃体（保持眼睛形状的果冻状物质）以及进入眼睛的光线时，就会在你的视网膜上投下阴影。

虽然看到这些东西是正常现象，无须担心，但如果你注意到这些漂浮物的数量突然增加（通常伴有突发性闪光），那么我建议你立即去看眼科医生。这可能是视网膜脱离的一种症状，而视网膜脱离会导致失明。

脸部的肺

我经常认为眼球是脸部的肺。你的角膜根本没有血液供应，事实上，它是唯一没有血液供应也能存活的人体部位。它会直接从空气中获取氧气。所以，戴隐形眼镜后，角膜的供氧会稍微减少。闭上眼睛睡觉时，供氧量减少得更多。这就是为什么戴着隐形眼镜睡觉从多个方面来看都是一种目光短浅的做法。戴着隐形眼镜睡觉时，眼球中的低氧环境足以导致角膜水肿，从而导致眼睛表层细胞之间形成缝隙，容易引起细菌滋生。如果眼球在夜间变成培养皿，那么你将需要十分警惕任何眼部感染问题。为什么？因为眼睛是免疫隔离部位，这意味着它没有受到和身体其他部位同等程度的保护。这是有道理的：如果每当有东西刺激你的眼睛时，免疫系统都会引起眼睛炎症，那么你的视力就会经常受损。

戴隐形眼镜的人都知道，没有什么比戴着隐形眼镜睡觉更糟糕的了。它会带来进一步刺激甚至损伤角膜的风险。

夜间视力

在我很小的时候，为了能在黑暗中看清东西，我连续一个星期每天吃一整袋胡萝卜。这个变革之举除了让我肤色变黄以外，没有任何其他效果，然而科学表明，我并不像父母所认为的那样是一个笨孩子。胡萝卜天然富含维生素A（β–胡萝卜素），对眼睛健康非常有益。事实上，维生素A是视网膜感光色素视紫红质的前体，而视紫红质是对夜间视力有益的主导因素。它甚至可以逆转维生素A缺乏症患者的夜盲症。是的，我相信了那个说法，以为它能帮助我在黑暗中看清东西，但公平地说，我不是第一个。

在第二次世界大战开始时，英国迅速（秘密地）掌握了雷达技术。因此，英国皇家空军在夜间击落了大量敌机，这让德国战术专家大为困惑。为了保护自己的优势，英国最高统帅部在报纸上宣称，他们的飞行员吃了很多胡萝卜，所以夜间视力更棒。这个诡计非常成功，不仅骗过了德国人，也骗过了英国公众。考虑到胡萝卜对健康的好处，英国政府甚至发起了一场"胡萝卜医生"的运动，让这些含有超级能量的蔬菜免于战争配给，以鼓励消费。

（回到刚才我不经意提到的那句话，我真的肤色变黄了吗？这听起来不靠谱，但实际上是真的。如果你吃了大量的胡萝卜，或者任何富含β-胡萝卜素的食物，比如南瓜或橙子，这种色素就会让你的皮肤变成同样的颜色。值得庆幸的是，在父母把我的胡萝卜摄入量恢复到合理水平后，我的奥帕伦帕人肤色完全恢复了。）

让黑暗更黑

眼睛有这么多的潜在缺陷，所以你必然在某个阶段有失明的可能。毫无疑问，视觉能力是最重要的感官之一，你可以通过它感知世界，并与世界互动。失明会带来毁灭性的后果，例如社交孤立加重、容易患上抑郁症等心理健康问题。然而，在某些情况下，一种感觉的缺陷会增强其他感觉，甚至可能导致隐藏的非凡超能力表现出来，正如我们在下一章将注意力转向耳朵时所发现的那样。

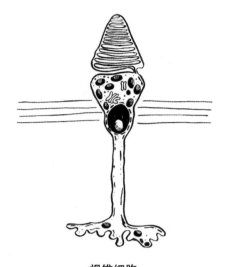

视锥细胞

健康秘诀

我们知道树莓和蓝莓等水果含有丰富的抗氧化剂，如多酚（可以预防心脏病和癌症），但应该在购买前检查一下原产地标签。

为什么呢？因为推动对反季节水果的需求（通常，这些水果是从世界各地进口的）不仅会推高价格，还会增加你的碳足迹。

相反，你可以选择冷冻水果，它们在收获、包装和保鲜冷藏时含有相同（即使不是更高）的多酚含量。它们也更便宜，更环保，而且一年四季都可以吃。

第 **7** 章

耳听八方

探索听力的奥秘

　　你的耳朵和大脑合作，可以感知空气波的微小变化，这是生物学上一个了不起的壮举。附着在头部两侧的、像翅膀一样的东西叫作耳廓（auricle或pinnae，在拉丁语中是鳍或翅膀的意思）。外耳是由软骨构成的，其结构有利于捕捉声音。事实上，我们的祖先曾经利用一些微小的退化肌肉让耳朵动起来，对声音做出反应。极少数人仍然能够让耳朵转动，这是一个值得一看的特技。

　　当空气的振动（也称为声波）进入我们的耳朵时，我们感知到了声音。通常，你能听到的频率为20~20 000赫兹。低于这个频率的声音称为次声，虽然你可能无法用能力有限的耳朵"听到"它们，但是大脑会通过下巴和脸部的头骨、皮肤和骨骼的振动接收它们。尽管耳朵是身体最小的部件之一，但它不仅与听觉有关。它还能协调身体的平衡和姿势，这被称为前庭功能。人体没有任何其他部位能像耳朵这样，在如此狭小的骨骼空间里密集地聚集这么多不同的功能元件。

耳朵里的世界

耳朵的 3 个部分——外耳、中耳和内耳——都有不同但同样重要的作用。外耳和中耳主要负责将声音传递到内耳。内耳有一个贝壳状的结构，叫作耳蜗，它本质上是一个转换器，把声能转换成电能。内耳还包含前庭器官：三个半规管和两个腔室，腔室中有控制平衡和协调的感受器。

耳朵是我在医学院从未真正关注过的学科之一。它充其量是一个C级器官（耳鼻喉科医生读到或听到这个说法时，毫无疑问会沮丧地挥舞拳头），但我承认它仍然是一个既迷人又奇怪的器官。说到它的奇怪，高达 70% 的人的耳朵会发出被称为耳声发射的噪声。这只是耳蜗的正常功能，虽然这种声音你可能听不到，但它可以影响你周围的动物。所以，现在你就像一只海豚。

鼓声

被你的耳朵捕获的声音最终会到达鼓膜（耳膜），鼓膜真的就像鼓皮一样简单。它的内部有 3 块形状像锤子、铁砧和马镫的小骨头，分别叫作锤骨、砧骨和镫骨。每当声音进入你的耳朵，你的耳膜就会前后移动，导致这些骨头敲打耳蜗。接下来发生的事情就有点儿疯狂了。耳蜗里有少量的毛细胞——与你的头发没有任何关系，而是在显微镜下看起来像头发。它们的作用是对来自锤骨、砧骨和镫骨的敲打做出反应，并向大脑发送信号。耳蜗这个复杂的蜗牛状组织不仅对听力很重要，对辨别不同频率的声音也很重要。它非常精细，如果你把扬声器的音量调到 11，就会对它造成伤害。

无法逆转的伤害

你出生时耳蜗里大约有 1.6 万个毛细胞。这些毛细胞大约有 1/2 受到损害时，你才会注意到听力发生了重大变化，但是到了这时候，任何补救措施都已经来不及了。你可能已经注意到，在参加音乐会或体育赛事后回到安静场所的那一刻，你的听力似乎有点儿迟钝，很难听到低音量的声音。这是正常的，因为你的毛细胞就像草叶。声音越大，它们在做出反应时弯曲的程度就越大，但通常会在一段时间后恢复到原来的形状。然而，长时间暴露在响亮的声音中，会对毛细胞造成不可逆转的损伤，从而导致听力逐渐丧失。

你问我什么声音属于音量过大？很难列出一个详尽的清单，但如果音量大到你必须大声喊叫才能交谈，之后你的耳朵还会嗡嗡作响，或者听过这个声音后让你感到其他声音的音量比平时低，那么这个声音的音量可能就过大了。

智能手机的最大音量通常约为 102 分贝，因此即使只是用最大音量听几首歌也会损害你的听力。我明白地告诉你，脆弱的内耳一旦受到伤害，就无法逆转。这些毛细胞不会自我修复或重新长回来。奇怪的是，虽然我们被赋予了如此微妙和脆弱的东西，但哪怕只是听我们喜爱的歌曲时音量太大，都有可能永久地失去它们。我们可以认为这是大自然母亲最残酷的一面，或者是在不断地提醒我们生命是宝贵的。

自救妙招

一般来说，为了尽量减少耳机对听力的损害，我们可以在听音乐时把音量控制在不超过最大音量的 60%，时间限制在 60 分钟，中间休息约 15 分钟。就我个人而言，我总是使用头戴式耳机而不是入耳式耳机，因为前者对鼓膜的影响不是那么直接。

也可以购买降噪耳机。它们会消除背景声音，让我们不必提高音量。

你能听到吗？

我们传统的 5 种感官都具有独特的感受器：视觉有光感受器，嗅觉有嗅觉感受器，味觉有味觉感受器，触觉有接触感受器，唯独听觉没有特定的感受器。相反，它使用我们的皮肤用来检测触摸的机械感受器。当然，它的工作原理有点儿不同，因为这些感受器中的毛细胞检测的是运动而不是声波。所以，它本质上只是一个触觉感受器，被改造成了"听觉"感受器，而且它的工作方式非常精细，因此我们能够解读数百万种声音。你可以认为说话其实就是有人在轻轻地摸你的耳朵，但我怀疑这个说法可能会让你晚上睡不着觉。

虽然你的耳朵可以探测到数百万种声音，但这些声音在你周围的世界中只占很小的部分。事实上，你的耳朵和听觉系统的进化限制甚至可以解释一些听觉上的超自然现象。

耳朵里的幽灵

20 世纪 80 年代初的一个深夜，英国工程师维克·坦迪正在沃里克郡的实验室里工作。随着夜幕降临，他开始强烈地感到厄运即将来临。接着，坦迪从余光里看到实验室白色的墙上有一个弯着腰的灰色人影。坦迪转过身，但那个身影不见了。

碰巧的是，坦迪的同事之前曾提醒过他这个实验室有问题，但坦迪是一个怀疑论者，不相信这栋楼里有超自然的东西。他想："一定有一个科学的解释。"事实证明他是对的。罪魁祸首是实验室新安装的排气扇，它会发出 18.9 赫兹的嗡嗡声。

18.9 赫兹这个频率刚好低于人类听觉的范围（20~20 000 赫兹）。这个范围确实不小，但仍然有很多声音我们听不到。例如，大象的听觉范围比我们小，但它们的频率范围略低于我们，因此能听到一些我们听不到的声音，如云运动的声音和排气扇发出的幽灵般的嗡嗡声。还有很多生物（比如蝙蝠）能听到 2 万赫兹以上的声音。谁知道频率这么高的声音是怎么来的？事实上，最近发现，植物痛苦时真的会尖叫，频率在 2 万~10 万赫兹。这样看来，也许幽灵是通过高频尖叫声交流吧？只有这样才说得通。

不过，我们还是接着说坦迪的实验室吧。我们听不到的声音怎么会引起这么戏剧性的事情呢？有趣的是，已经有人证明这个频率的声音会引起焦虑、头晕和无所适从。恐怖电影配乐中经常使用它来增加恐怖感。这些低频声音不仅会让你感到不安，还会干扰你的眼球的振动（是的，你的眼球像球形果冻一样不停振动）。这会让你的眼睛看到不存在的东西。风力涡轮机、嗡嗡响的冰箱等都能产生这种低频声波。由于我们大多数人不会随身携带测声计，所以很难知道到底有多少闹鬼事件是摇晃的洗衣机或颤抖的烤面包机引起的。

隐藏的超级大国

在现实世界中定位声音的位置时，我们通常会结合使用视觉和听觉来确定声源。尽管盲人缺少一种感官，但他们的听觉似乎比视力正常的人要好。有的盲人甚至发展出了回声定位能力（也叫声呐定位能力），你可能认为这是一种隐藏的超能力。

当一个人失去视力后，他的大脑就会重新布线、重新组织。视觉皮质接受其他感官信息的能力增强，因为它不再接受视觉输入。其实，这意味着大脑分配到听觉、味觉、触觉和嗅觉等方面的输出比以前更多。

这种重组达到极致就有可能发展出回声定位能力。它是指利用咔嗒声（比如用嘴发出的声音）来聆听环境中附近事物的回声，绘制周围世界的地图。事实上，甚至有研究表明，使用回声定位的盲人的视觉皮质会异常活跃。

耳朵的秘密通道

并非只有噪声会扰乱你脆弱的听觉，压力也会导致耳气压伤。

这是一种不舒服的"耳塞"的感觉，乘客在飞机起飞或降落时会体验到。发生耳气压伤的原因是中耳与环境之间的气压不平衡。严重时，它不仅让人讨厌，还有可能引起头痛、头晕甚至恶心。

平衡压力的一个简单方法就是打哈欠。在这种情况下，这并不是疲劳或懒散的表现，而是一种值得珍惜的技能，可以让你的耳朵免受周围世界的压力。当你打哈欠或嚼口香糖时，你会激活头部位于口腔后面的一块肌肉，叫作腭帆张肌。它会使软腭紧张，并产生一连串的影响，最终导致咽鼓管打开。咽鼓管连接鼻腔/鼻窦和中耳，可以起到压力调节管道的作用。你甚至有可能不用打哈欠，而是依据指令实现这个目的。这些特别的少数人被称为"耳朵发令员"。

棉签

有时，耳朵的神秘通道会被耳垢堵塞。除了让你的耳朵发臭和损害听力外，实际上它起着至关重要的作用。耳垢是一道物理屏障，能阻挡攻占耳朵着陆点的细菌、污垢、灰尘和各种邪恶病原体。但是，这个黏糊糊的"盟友"也会背叛我们。如果耳垢积聚，它会降低鼓膜有效振动的能力，通常会破坏耳朵结构的声学效果。耳垢过多也会导致平衡问题，甚至头晕。这是因为你依赖于咽鼓管和外界维持压力平衡。

毫无疑问，你有时会把棉签插到这个长长的、黑洞洞的通道里，去刮掉这些黏稠的东西。这似乎是明智之举，但实际上很愚蠢，而且非常危险。由于外耳道的直径很窄，用棉签捅它可能会把耳垢捅到耳朵深处，导致新生的耳垢无法把之前的耳垢挤出来。在一些值得注意的案例中，人们甚至在清理耵聍（挖耳屎）时意外地扎穿了耳膜。就像你身体的大多数孔洞一样，你的耳朵并不是异物进入身体的通道。在很大程度上，这是一个单向系统。考虑到耳朵里的各种气压、通风和管道平衡，很明显，往耳朵里塞一根棍子只会让现有的问题变得更糟糕。由于耳垢近似液体，你应该把它看作一个自我清洁系统。

如果你为了寻求挖耳朵带来的神秘愉悦感，而不仅是为了缓解瘙痒或清除耳垢，就想把东西塞进耳朵，那么请重新考虑你的人生选择。或许，从你敏感的耳腔返回的发痒感会让你愉悦，但这也有可能引起感染。

挖耳朵还会产生一个奇怪的后果：自动发生的迷走神经反射（咳嗽），它进一步凸显了你的身体所采取的特殊和不必要的设计。阿诺德氏神经反射性咳嗽综合征十分罕见（毫不奇怪它是以发现者——19世纪德国科学家弗里德里希·阿诺德的名字命名的）。这种咳嗽是由于它与正在完成从大脑到肠道的漫长朝圣之旅的迷走神经建立了联系而导致的。在朝圣途中，迷走神经与外耳联系。进入耳道的那一段叫作阿诺德神经，它与触觉有关。因此，任何进入耳道的异物——无论是昆虫还是误闯耳道的棉签，都会在迷走神经经过你的脖子时刺激这条主要的高速公路。尽管这已经被证明是一个生物学事故，但是你的大脑对耳朵的重视程度不高，因此不会相信它；它认为刺激的来源是喉咙，于是沿着错误的方向努力，试图消除恼人的刺激，在这个过程中激发了咳嗽反射。

摇滚

信不信由你，你的平衡是由你耳朵里的一个特定部件控制的。像蜗牛一样的螺旋形耳蜗负责将声音转化为电信号。耳蜗的旁边是半规管，它就像装满弹珠的呼啦圈。当你移动时，弹珠也会在里面移动。

你总共有 3 个半规管，一个是竖直的，第二个与之呈 45 度角，最后一个呈 90 度角。当你的头转动时，呼啦圈里的弹珠会根据头部运动的速度、方向和平面滚动。这些弹珠的更准确的名称应该是耳石，你的耳朵里有石头。不要问我为什么身体的所有体腔（包括尿道和唾道）都对石头很着迷，但是实际上耳石是有用的，它们的主要成分是钙。它们在半规管内移动时，可以使检测方向的微小毛细胞发生偏转。归根结底，你的整个平衡系统依赖于你耳朵里像小规模山体滑坡一样移动的石头，它会计算出你的空间位置。

自救妙招

有一个实验可以提高你调节这些石头的能力，提高你的平衡感。抬起一条腿，单腿站立，凝视远方。现在，闭上眼睛。你应该会感到身体不稳，这就是所谓的重心动摇，是因为你的前庭系统依赖视觉输入来维持姿势平衡。事实上，这是一种内在的共生关系，前庭系统告诉你的眼睛朝哪里转动，眼睛的位置告诉你的平衡系统如何运作。

有趣的是，你可以通过影响你的前庭系统来获取更好的平衡感。再次单腿站立，但这次睁着眼睛。先看近处，然后将视线逐渐拉远。接下来，在保持注意力和平衡的同时，把视线拉回到近处。这种前庭训练包含不断变化的视觉信息，有助于协调小脑（头后部的迷你脑）、半规管和眼睛，提高你的平衡感。

我们可能认为平衡就是保持静止和某种姿态，但平衡很少是静态的。事实上，你在日常生活的大部分时间里都是动态的，或者走路，或者跑步，或者在汽车驶过水坑之前敏捷地避开。所以，如果你想提高你的平衡能力，就每天花几分钟的时间单腿站立，保持静止，并与视觉环境的变化结合起来。你甚至可以在保持这个姿势的同时调整你的体态，以进一步挑战自己。

晕船很容易

睁着眼睛，慢慢地向右转头。然后重复这个动作，但动作要快。你可能会注意到慢慢转头更不舒服。这是因为没有足够的动量让呼啦圈里的石头移动，而你的眼睛在你转头时必须从一个位置切换到另一个位置。因此，以蜗牛的速度转头会破坏平衡和视觉系统。

要解释为什么乘船时会感到恶心，可以想象那些小动作被放大了。当船随着一波又一波的波浪缓慢摇摆时，你的耳石也会做出相

应的反应，而周围环境（也就是那些固定的东西）在你的眼睛看来
是静止的。于是，你的视觉和平衡输入之间出现了不匹配，恶心感
随之朝你袭来，让你感到难受。

你听到那个声音了吗？

你的耳朵有很多问题，它们有可能制造不存在的噪声，把一些
可怜的家伙逼到精神错乱的地步。耳鸣就是一个常见的例子。通常，
耳鸣的人感觉耳朵里有嗡嗡声、哨子声或铃声。

虽然耳鸣的原因仍然有些神秘，并且反映了大脑和听力之间关
系的复杂性，但它可能是一种因为身体内部原因导致的持续干扰。
耳鸣对身体无害，但可能与潜在疾病有关，如头部创伤、与衰老相
关的听力损失，甚至耳垢积聚。然而，在心理上，这种情况会对你
的健康产生特别严重的潜在后果。持续、响亮但根本不存在的噪声
给患者带来压力、睡眠不佳、注意力难以集中、易怒甚至焦虑等问
题，这并不让人感到奇怪。

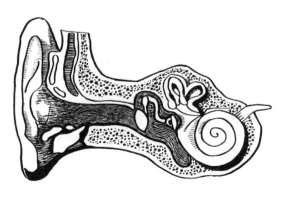

耳朵

健康秘诀

你可能听说过，对着植物撒尿，它们会茁壮成长。这是真的。事实上，没有什么比"黄金浴"更适合你的剑兰了。

- 严格来说，是对着土壤而不是对着植物撒尿。这是因为尿液中含有比例适中的氮、磷和钾，加水稀释后，就是植物根部喜欢的甘泉。
- 更重要的是，尿液中的尿酸可以加速堆肥的分解。从这个角度来看，它是园子每个角落都需要的宝贵资源，你应该将其作为免费资源，利用它帮助园子里的植物茁壮成长。

第 **8** 章

不完美的鼻子

嗅觉地狱

你的鼻子的构造非常失败。像任何管道一样，它会堵塞、泄漏，需要定期清理。它还会流血，打喷嚏时会高速喷射出喷雾，还会胡乱地长出烦人的鼻毛。大脑非常讨厌鼻子，所以它诱使你假装鼻子不存在。这被称为无意视盲——你无法感知在你面前的东西。只有当提到鼻子时，你才可能会不由自主地注意到它。一直都是这样吗？

无论你是对脸上有一个突出的嗅觉器官感到局促不安，还是认为它是你最自豪的特征，这个装置对你的记忆、学习、生活和人际关系的影响都是无与伦比的。

鼻子经常遭到贬低，沦落为眼镜的休息区，或者是摄入毒品和药物的管道。尽管如此不受尊重，但它在呼吸、嗅觉、味觉、说话以及发鼻元音和鼻辅音等方面承担了很大的责任。它和咽鼓管一起，在维持鼓膜周围的压力平衡中起着至关重要的作用。它还有一个秘密的开口，可以通过鼻泪管吸走多余的眼泪，这就是为什么你哭的时候会流鼻涕。最后，如果你是一个孩子，那么鼻子还会为你提供更多的存储能力。当然，它不是为这个目的而设计的。作为一名医生，我已经记不清有多少次从这个双排管孔中取出小物体了。

鼻子的责任重大，是通往赋予生命的呼吸系统的门户。虽然打喷嚏时从鼻子里喷出的不是琼浆玉液，打鼾时也会吵醒亲人，但是它帮助你每分钟吸入多达 9 升的氧气。同时，它还会产生大量的黏液，过滤有害化合物和微生物，净化每次吸入的空气。鼻子简直就是你身体中默默流淌的亚马孙河，就像珍贵的热带雨林一样，我们没有意识到它在我们的生存中扮演着多么重要的角色。

更短、更尖、更光洁、更漂亮

作为脸部的特征，鼻子无情地操纵着全世界数百万人的自尊、自信和自我形象，对缺乏尊重进行了甜蜜的报复。对于整形外科和耳鼻喉科医生来说，对鼻子的痴迷与仙音无异。他们的工作就是为希望能提高生活质量的病人做昂贵的鼻部整形手术。

如果我告诉你鼻部整形手术并不是一种新奇的时尚，你可能会感到吃惊。这项手术的起源可以追溯到公元前 6 世纪的印度。当时，阿育吠陀医生苏什鲁塔进行了一次粗劣的重建手术，以帮助那些因犯罪行为而被割掉鼻子的人。因为过于超前，这个手术被搁置了很多年，而帮助遮掩割鼻子疤痕的特殊面具受到了青睐。面具尤其适合 16 世纪的欧洲，因为梅毒会污染和腐烂这些附属器官。直到 19 世纪晚期，美国耳鼻喉科医生约翰·罗鸥才将鼻部整形手术作为美容手术重新引入，为完全正常的鼻子改善外观。

鼻子和嘴巴

虽然鼻子、鼻孔和鼻腔是为我们呼吸创造便利条件的关键结构，但它们还有一个竞争者——嘴。然而，因为若干原因，在脸部的两个开口之间展开的这场战斗只有一方会取得全胜。

嘴巴在不兼任呼吸器时还有别的用处，它的主要功能是吃喝。当它承担呼吸这个额外功能时，就会因窒息而导致混乱。此外，鼻子有一些不可思议的能力，可以使吸入的空气更加湿润，充当过滤器，并在空气到达肺部之前增加热量。在所有这些方面，嘴巴的能力都很有限，尽管用嘴呼吸也能生存，但你的肺不会喜欢。

也许要考虑的最重要因素是没有人想用嘴呼吸。除了社会污名之外，它还会引发一系列后果。久而久之，你的脸型就会朝着对你不利的方向发生改变。首先，这意味着脸颊的肌肉必须更加努力地工作，使上下颌需要承受更大的压力。长此以往，会使脸型和牙弓变窄，导致舌头从口腔顶部的自然舌位掉到口腔底部，在嘴里的活动空间也变得更小。这对儿童来说是一个特别值得关注的问题，因为舌头在口腔底部会阻碍面中部的发育，一些长期用嘴呼吸的年轻人最终可能脸型更长、更窄，甚至出现呼吸问题和感染。

时间分配

你的鼻子和它的附属结构是肺的输入和输出通道。所以，它们出乎意料地重要，但让我失望的是，输入和输出共用同一个通道。

这意味着你无法得到持续的空气供应。相反，鼻孔只能任由吸气和呼气这两支力量分时占领。像消化道那样的单向系统会不会更明智，更能避免污垢堆积呢？话又说回来，如果消化道共用输入和输出路径，那么想一想随之而来的后果，就知道这是不明智的。

我们还需要注意鼻子的位置和结构。鼻子有一个特别的方面：它是从脸向外伸出的。表面上看这像是一个拙劣的设计，因为它让鼻子暴露在各种各样的危险中，例如头部受到撞击，更不用说连接鼻子和头骨的软骨支撑系统是多么脆弱了。如果受到手指或快速飞行的异物的攻击，鼻子很容易流鼻血。幸运的是，你可以通过影响你的身体来关闭水管或者减少流量。

小时候，只要看到小朋友挖鼻孔或吃鼻屎，我就绝不会和他交朋友。毕竟，我又不是一个怪物。11岁那年，全家一起去佛罗伦萨旅行，在这次旅行中，我和鼻子的关系变得更加特殊。天气十分炎热，我吃着冰激凌。突然，我的鼻孔里有东西流出来。低头一看，我发现那勺香草冰激凌的上面不是草莓糖浆，而是我自己的血。我的鼻子突然开始流鼻血。我清楚地记得这件小事，这充分说明我被这个附属器官吓坏了。（你肯定不想从外科医生嘴里听到这些，这就是为什么我更擅长肠道手术。）

自救妙招

最简单的止血方法是捏鼻子、坐直，然后把头稍微向前倾，以阻止血液流到喉咙后部。这与人们常说的"都市神话"完全相反，因为头向后倾没有任何止血效果，反而会增加血液流到食道导致窒息的危险（几个小时后还可能伴有便溏的问题，因为血液是一种很好的泻药）。捏住鼻子前部的柔软区域（即利特尔区，亦称克氏静脉丛），可能会对导致出血的动脉施加压力。

如果在施压后仍然流鼻血，你可以卷起一小块纸巾，放在牙龈和上唇之间。这会对鼻子的血管造成进一步的压力。如果这些措施无效，简单地冰敷也是一个好方法。用布包裹住冰，贴在流血的鼻孔上，血管就会收缩、变窄，阻止血液涌出。

如果鼻子被异物刺激或侵入，即使是看起来无害的花粉，你的鼻子也会进入不必要的恐慌模式。然后，它会产生比平时更多的黏液，让你"流鼻涕"，或者是同样令人困惑的"鼻塞"，仿佛封锁住鼻子，把入侵者困在里面，就能改变这种状况。

鼻子园丁

把手指伸到鼻孔里，不仅有可能对鼻孔内壁造成损害，你还可以借此抓住宝贵的鼻毛，把它们拔出来。拔除鼻腔杂草能让你体验到一些性高潮的满足感，但问题是它可能会要你的命。

做自己的鼻子园丁有一个问题：你可能辨认不出鼻毛的品种。纤细短小的鼻毛叫作纤毛，可以将黏液移动到喉咙后部，以便你吞咽。味道很好！更大、更壮观、把头伸出来的是触须。它们就像看门人一样阻止不速之客。将鼻毛连根拔起就和挤痘痘或穿孔出错一样，也会留下一个小孔，微生物可以从这个小孔进入你的内脏，并可能导致感染。因为鼻子处于"危险三角区"，所以鼻子附近的感染有可能从脸部传播至大脑（距离并不是很远），尽管这种可能性很小。危险三角区从鼻梁一直延伸到嘴角。因为海绵窦的原因，它与大脑有着直接联系。海绵窦是眼窝后面的静脉网络，是大脑排出血液的通道。

挤痘痘不大可能要你的命，但从理论来看，这种可能性是存在的。

在极其罕见的情况下，这里的感染可能导致"脓毒性海绵窦血栓形成"：海绵窦中形成感染性血凝块，可能导致脑脓肿、面神经损伤甚至脑卒中等健康问题。

把减充血剂扔进垃圾桶

如果你有时会为鼻塞而烦恼，科学为你准备了一些小窍门。减充血剂含有一种收缩血管的化学物质，它会使血管变窄以减少血流量。这与枸橼酸西地那非片（增加勃起组织的血流量）的作用正好相反。把这两者相提并论可能听起来有些随意，但一些情侣会因为性行为而导致鼻子堵塞，这被称为蜜月鼻炎。

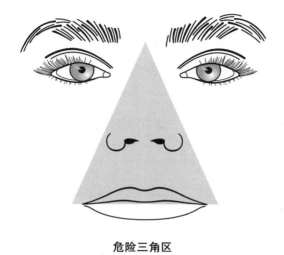

危险三角区

如果不喜欢用化学物质来清除鼻子堵塞，你可以把毛巾蒙在头上，轻轻地吸入一碗热水（但不是沸水）产生的蒸汽，或者使用鼻冲洗装置（有时被称为洗鼻壶）。我要提醒大家，在使用这种冲洗工具时不要用冷水，以避免病原体进入你的鼻子–大脑血液循环系统。因为有福氏耐格里阿米巴（一种啃食大脑的阿米巴原虫）通过鼻子进入身体的例子，所以对待鼻塞要慎重。

自救妙招

药店的货架上可能塞满了减充血剂产品，但你也可以选择更安全的家庭替代品——薄荷。实际上，它的有效成分薄荷醇是一种天然的鼻子疏通剂。

> 或者，你可以利用鼻子的奇怪结构帮助你更容易地呼吸。舌抵上颌，同时按压眉毛中间，持续 20 秒。同时对这两个部位施加温和的压力，可以使贯穿鼻腔的犁骨活动。这个动作可以缓解充血，使鼻窦通畅。

为什么会流鼻涕？

你的鼻子永远不会满足。如果鼻塞还不够让人讨厌的话，它还会走向另一个极端——流鼻涕。这意味着鼻内有分泌物外溢，正式名称为鼻漏。

咸咸的液体从鼻孔朝着上唇倾泻而下是很痛苦的，但它的发生有一个坚定的理由。在寒冷的天气里，如果没有流鼻涕带来的额外水分，你的鼻腔就会变干，容易被有敌意的微生物占领，还容易受到刺激。在某种程度上，不停地吸鼻子、用衣袖擦鼻涕只是一个小小的代价。

当病原体偷偷穿过黏液层时，也会引发流鼻涕。为了保护身体，你的免疫系统会做出响应并展开行动。它会释放细胞因子，指示鼻子里的细胞产生更多的黏液来清除有害的微生物。结果就是，鼻涕工厂开始超速生产。多余的液体填满鼻腔后，就会排出。

了解黏液

尽管有各种各样的负面新闻，但黏液的用途确实很多。它不仅是抵御外来入侵者的第一道防线，还能在与鼻子相距很远的位置（希望如此）发挥作用，例如让精子聚集在一起，通过减少摩擦使粪便顺利移动。很简单，鼻涕是生命的润滑剂。当你生病的时候，黏液生产线会加速，把入侵者困住，使其无法动弹。这说明当鼻子堵塞或者流鼻涕的时候，你应该对鼻子宽容一些。

通过鼻涕我们可以了解很多东西。审视自己的这些产物，并不能说明你是一个怪人。你只是在监控自己的健康状况。通常，鼻黏液是清亮透明的。黄色黏液表明你的身体正在与潜伏的感染做斗争，而绿色黏液则表明细菌感染在与你的健康进行拉锯战并暂时占据上风。

黏液是你的盟友，但有时它也会被身体想要消灭的生物加以利用。病毒有传播欲望，可以通过黏液传播，因此，如果打喷嚏时不捂住鼻子，或者使用了某个身体不适、流鼻涕的孩子之前用过的购物车，病毒就会传播。无论是保护你还是杀死你，黏液都存在于生活之中，良好的卫生习惯是提升生存概率的最可靠方法。

鼻子的轮班制

鼻塞不仅发生在你生病或鼻黏膜发炎的时候。鼻子被部分堵塞是常态，但直到你生病时才会觉得这是一个问题。大部分时间里，你自然而然地更偏重于用一个优势鼻孔呼吸。每隔几个小时，另一个鼻孔就会取代它，承担更多的任务。这个系统被称为鼻周期。

为了交替进行呼吸，你的身体会让其中一个鼻孔的黏膜充血（鼻黏膜有和下身一样的勃起组织）。勃起组织充血会导致一侧鼻孔堵塞，数小时后换成另一侧鼻孔堵塞。是的，你的鼻子里也会发生勃起现象。为什么身体会这样做呢？这是因为充血有助于保持水分和使吸入的空气变得湿润，还能保护鼻腔脆弱的内壁。这个系统可以有效地保持鼻腔健康和吸入空气质量，只有当身体不适或过敏，并且一个鼻孔被堵塞时，这种转换周期才会变得明显并导致问题。

溢流管道

为了让脸部的呼吸系统受到一定程度的控制，你的头骨里有一组秘密的管道。人类常常认为鼻窦不是我们的朋友，连对鼻窦的描述都会引起嘲笑。难道造物主给我们的最佳馈赠就是在头部留一个洞，里面装满能困住病原体的鼻涕吗？尽管鼻窦确实起了一些作用，但只有当它们出现功能障碍时，你才会意识到这个讨厌的东西的存在。而且它们经常发生功能障碍。有时，鼻窦让你的生活如此痛苦，你需要做手术来抑制它们……在你的头骨上钻孔。

直立时，位于脸颊后面的上颌窦的开口向上，这种设计可以说十分愚蠢。我的意思是，谁会设计一个顶部有液体出口管道、抵抗万有引力的系统呢？你可能认为身体像茶壶一样前倾就能纠正这个错误，排空鼻窦黏液，但是这就是有多个空腔的鼻窦系统使情况变得复杂的地方。一旦黏液从一个鼻窦流出，就会进入另一个鼻窦，例如筛窦和额窦。所以，无论你朝着哪个方向，你的鼻涕总会填满某一个鼻窦。我的建议是，下次你感冒的时候，不要自怨自艾，而是应该生气。感到黏液占据了脸部所有的孔洞，生气是正常的。你的上颌窦严重堵塞，因为排泄口在工作时需要对抗重力。说真的，这种设计不会赢得任何奖项。

在平衡这个方面，鼻窦的表现还是不错的。我们的目标不是完全清空它们。这是因为它们的主要作用是为鼻腔稳定提供注入了抗生素的黏液，保护身体免受空气中微生物、灰尘和污染物的侵害。我仍然认为这个系统可以改进，但也许排水孔在顶部而不是底部是一件显而易见的好事。否则，所有的黏液都会进入你的口腔，因为上颌窦的底部就在鼻子的后下方，嘴巴上方的硬腭上。这可能会造成社交尴尬和长期混乱局面。

值得庆幸的是，为了对抗重力的影响，你的身体里藏有一群聪明勤奋的劳动者——微纤毛。这些细小的毛发会将黏液搬运到合适的排泄通道。所以，鼻窦上壁的孔起到了溢流口的作用，就像浴室和水槽的溢流通道一样，可以防止被水淹没。事实上，如果鼻窦壁上的孔位于底部，它不仅会导致过快排空，还会导致鼻窦内壁干燥，容易被黏液碎屑堵塞。从这个角度看，你可以说，上溢流口是大脑高瞻远瞩的聪明决策。

就结构来讲，鼻子及其相关的管道令人困惑，一些地方看起来像缺陷，但似乎总是有原因的，因此这是你最奇怪的身体部位之一。鼻腔系统有很多组成部分承担着与之不相匹配的功能。所以，虽然鼻窦可能是鼻涕的绝佳通道，但它们也有助于鼻子的一种十分重要的能力，只是有时这种功能也足以让我们呕吐。那就是你的嗅觉。

嗅闻测试

走进陌生人的房子，你马上就知道他是在烘蛋糕，或在烤架上烤肉，还是他误以为没有别人在，所以放了个屁。嗅觉不仅仅是呼吸的副作用。它细致到可以让你闻到大雨后土壤散发的泥土气味，以及夏日割草后的青草气息。这简直是巫术！

解剖学家、过去的哲学家和早期的科学家对脸部中间这个支撑眼镜的隆起不太感兴趣。嗅觉常常隐含一些兽性的东西：猪把鼻子伸向地面寻找松露，猎犬凶猛地追踪气味，与之形成鲜明对比的是，直立的、两足行走的人类的鼻子高高在上，远离地面。对鼻子和嗅觉的这种蔑视被大大低估，以至于连 19 世纪的神经科学家保罗·布罗卡都认为人的嗅球（嗅觉神经元）如此之小的原因是大脑不依赖嗅觉。因此，一些著名科学家把人的嗅觉和它的母体器官——鼻子，归为退化的附属器官：使用方便，但归根结底没有什么用处。

看不见的气味

视觉和听觉分别依赖于读取光波和声波的感受器。这些都不是可以触知的东西，你不能触摸光或声音，但嗅觉要接触到才能感知。

从本质上讲，每种气味背后都有一种化学元素，这是我们的嗅觉感受器可以检测到的。有些动物的鼻子并不是只能闻到玫瑰或烤肉串的气味。许多生物产生的气味（除了放屁）是一种重要的调节剂（尽管我们对其不甚了解），用于调节它们的感受（例如恐惧或兴奋）、激素状态甚至总体健康状况。这些气味被称为信息素。信息素是否存在于人类体内是有争议的。但不可否认的是，你的眼泪、汗

水甚至呼吸中有各种各样能影响他人生理机能的化学物质，我说的
不仅仅是你在地狱第九层制造的如恶魔般刺鼻的晨起口臭。大多数
情况下，这是一个微妙的过程，超出了你的控制范围，但有时你会
很高兴地认为你散发出芬芳的气息，在潜意识里与他人达成了共鸣。
也许是在做白日梦吧。

你的气味

人类尝试了一切可能的方法来消除气味，创造一个没有臭味的
社会。我们不希望自己闻起来像动物，并向口臭、体气、脚臭和汗
臭宣战。在显微镜出现之前，我们甚至把疾病和瘟疫归咎于难闻和
令人不适的气味——瘴气。事实上，英语里有一整套词汇专门表示
这种被我们嘲笑的气味：stench，whiff，stink，pong，reek，funk，
malodour，fetor，niff，hum，guff，等等。

气味与神经系统的关系比相互依赖的夫妇还要紧密，并给我们
提供了一些可以挽救生命的偏好。难闻的气味通常暗示着某种危险。
所以，它们可以通过大脑的恐惧处理中心——杏仁核走捷径。杏仁
核是恐惧的情绪控制室，直接、原始地表现出动物特性。好闻或中
性的气味与更高的思维能力有关，差别比较细微。这些气味由大脑
皮质（大脑外层）处理，在那里它们可以得到赏识。

闻闻你所在的房间，但动作不要太明显。实际上，闻气味是一
个非常复杂的神经过程。你的鼻腔中有特定气味的嗅觉神经元，可
以探测到事物散发到空气中的颗粒。它们通过长长的神经纤维将信
息通过颅骨传递到大脑，由大脑处理和理解这些信息。令人难以置

信的是，这个适应性很强的系统每 6 周就会完全再生一次，旧的嗅觉神经元脱落，从头开始打造全新的嗅觉神经元，然后将它们与脑组织重新连接起来。但是有的时候，这个过程可能会暂时或永久性地出错，导致嗅觉缺失。

牵着鼻子走

尽管人类的嗅觉很复杂，但与其他生物相比，仍然有局限性。虽然你偶尔可以闻到远处的气味，但是它的导航价值非常有限，而且你的嗅探器很容易因为过敏、感冒和感染而失灵。与听觉和视觉这两大感官相比，可以说嗅觉是排名最低的感官之一。他是学校操场游戏中最后才会被选中的那个孩子，也是经常被人们遗忘的那个孩子。直到新冠疫情期间，有人出现了奇怪的嗅觉缺失，我们才意识到没有嗅觉的世界是不一样的。嗅觉有可能影响你的精神状态和你做出的决定。想想那些鬼鬼祟祟的房地产经纪人吧，他们让房间里飘荡着新鲜出炉的饼干的香味，以便诱使你掏腰包。你有可能犯下一个代价高昂的错误。

好事过犹不及？

你的鼻子可以探测到各种各样的气味，但是它非常容易受骗上当。例如，人类排泄物中含有一些迷人的芳香化合物，如 3–甲基吲哚。3–甲基吲哚是粪便气味的一个重要原因，但在玫瑰等花朵中也有低浓度的 3–甲基吲哚，它甚至被用在香水中。如果你想在耳后擦一些淡香水，那么你肯定会非常后悔读到了这句话。

吲哚是粪便中的另一种化合物。它还会产生死亡、腐烂和性的气味，一种代表肉欲、类似裆部的原始气味。所以很自然地，调香师经常把它添加到他们的产品中。就像 3–甲基吲哚一样，确保气味不会让你流泪，而是让你感到一种神秘而复杂的气氛的关键在于浓度。事实上，在剂量非常小的时候，大脑会认为这些化合物是可取的。大自然这样折磨你困惑的鼻子，到底是如何做到的呢？这仍然是一个科学谜题。可能是因为当很多这些物质进入你的鼻子时，它们会与大量嗅觉感受器结合并吞噬它们。引发这种反应的不仅仅是高浓度的粪便化合物。通常情况下，任何强烈的气味似乎都会让你难以接受，这进一步表明，你那精致的鼻子确实是一枝很特别的鲜花。

自救妙招

你可能会因为各种各样的原因失去嗅觉。通常情况下，这是感染新冠病毒或类似病毒后引发的临时症状。普通感冒也会导致鼻腔黏膜受到刺激或堵塞，一些抗组胺药等也会如此。失去嗅觉有时可能是高血压或某些疾病的潜在标志，所以一定要咨询医生。

就像去健身房进行力量锻炼一样，你也可以锻炼你的鼻子。如果你失去了嗅觉，需要康复，那么这些锻炼可能对你有好处。但是请注意，这并不好玩。事实上，这很乏味，但如果你想让气味回到你的生活中，这是必须付出的代价。

简单地说，就是每天嗅几次强烈的气味。你可能需要坚持几周甚至几个月的时间，才能重新连接、重新训练，甚至可能恢复受损的嗅觉系统。

你可以从一些能唤起特定情绪或记忆的强烈气味开始，比如你最喜欢的香水、洗发水或者是咖啡豆的香气。每种气味闻 30 秒，关键是要用短促的方式去闻，而不是深深吸入。在闻的同时要集中思想，回忆你最后一次闻到这种气味的情景，目的是帮助你重新建立或加强大脑和嗅觉系统之间的沟通。实际上，嗅觉训练有助于触发并潜在地促进专门神经细胞的更替，使你的嗅探器恢复性能。

气味和记忆

鼻子里的关键感知结构是嗅球。它位于上颌上方几厘米处，是一组从大脑延伸到鼻黏膜层的神经元。从物理结构看，神经元有"毛发"，即被称为树突分支的小触角，负责处理黏膜层黏液沼泽中的气味，并对不同的气味做出反应。

气味和记忆之间的联系非常奇妙（尽管有时没有那么了不起）。这些嗅觉神经元像杂草一样深入大脑，并分裂成不同的路径。其中一条路径促成先天的气味反应，这是为了生存而与生俱来的。也许，这有助于我们的祖先记住食物来源或危险区域的位置。例如，神经元会对烟雾的气味做出反应。这是一种自适应功能，可以帮助我们探测到燃烧的东西，因为燃烧明显意味着危险。

有些气味与食欲和饥饿联系在一起。在大多数情况下，尤其是当你饥饿的时候，刚出炉的蛋糕的香味会唤起你的欲望，促使你放下手头的工作去拿一块蛋糕。这同样是一条天生的路径，不需要学习，而是被编码在你的软件中，帮助你生存。

自救妙招

如果使用得当，嗅闻这个简单的行为可以改善认知功能，增强你的记忆力和学习能力。这是因为吸气和鼻子呼吸（而不是嘴巴呼吸）对你的大脑、面部和下巴结构都有影响。

与呼气相反，每次吸气时的心率上升会提高警觉性和注意力。此外，在吸气时，我们将化学物质输送到我们的感受器中，以检测我们所在的环境。因此，吸气的动作会触发身体其他部分集中注意力。简而言之，大脑清醒了。吸气并没有什么具体方案，但是在学习或集中注意力期间改变吸气的强度和持续时间（例如，短时间里连续进行的短促吸气）也许有一定的增强效果。

不仅是闻气味

你很有可能没有意识到你有四个鼻孔而不是两个。我想没有人（除了我）告诉过你鼻腔后面靠近喉咙的地方还有两个内部鼻孔。好消息是，你不用觉得自己像个怪物，相反，你可以利用鼻腔的这两个秘密管道来提升你的味觉。是的，味觉。因为味道其实并不完全来自舌头。即使没有舌头，你仍然能尝出大部分食物的味道，这是因为你的嗅觉能感知 80% 的味道。

咀嚼食物时，在你的嘴巴里飘荡的分子会有一部分通过鼻后孔。随后，你的大脑开始处理你正在吃的东西的气味。你可以稍微延长食物留在嘴里的时间，同时用鼻子呼气，使香气有更多的时间向内鼻孔渗透，从而提升食物的味道。事实上，通过这个办法还可以把你培养成品酒师。

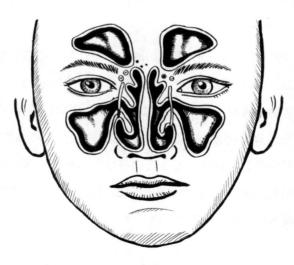

鼻窦

健康秘诀

看看你的尿液是不是稻草色，以及清澈明亮的，这是一种检查你的饮水量是否充足的简单方法。还有一种更快的方法，不需要去厕所，那就是捏任意一个指关节约一秒钟。

这就是所谓的皮肤弹性测试。饮水量越充足，皮肤越有弹性，皮肤有弹性就会迅速恢复原状。

如果皮肤需要一段时间才能恢复，那么你最好喝一杯水来补充水分。

第 **9** 章

美味之旅

带着嘴巴去旅行

我们把目光从被忽视的鼻子的功能，转移到被过分赞扬的味觉。是的，它丰富了我们的生活，但味觉需要嗅觉和眼睛的视觉输入的支持，甚至听觉有时都会影响到味觉功能的发挥。它假装自己是一个资深的美食评论家，同时偷偷地倾听其他人的意见。

味觉在证明它是一种珍贵感官的方面做得很好，但是在保护你这个方面，它做得远不如视觉、嗅觉和听觉。如果我们听到或看到狮子，我们就知道要逃离它。当涉及另一种不同的威胁——毒药时，我们需要把它放进嘴里才能品尝出它的味道，从而检测它是否会杀死我们。作为一种生存工具，我们真的应该为味觉的这个缺陷贴上一个警告标签。所有东西都可以吃，但有些东西你没有吃第二次的机会。

味觉区域

当我从学生变成医生并掌握了更多的医学知识后，我意识到我在学校里学到的生物学知识，往好了说，有很大一部分是不全面的，往坏了说，就是一个该死的谎言。

有一种说法声称舌头有不同的味觉区域，我对此深信不疑。我清楚地记得，我的旧生物课本上有一张图，舌头被划分成不同的区域：甜味区在前面，苦味区在后面，酸味区在后面边缘，咸味区在舌尖两侧。我们做了一个简单的实验，把富含这些不同味道的食物放在舌头的特定区域。这个实验进一步证实了这个说法，但是并没有为我证实那张图的准确性，我在那节课上的表现不及格。

谢天谢地，现代科学拯救了我，它提供的证据令人信服地证明了舌头大约有 8 000 个味蕾，所有这些味蕾都含有感受器，可以感知甜、酸、咸、苦，甚至是最近发现的鲜味（常被描述为咸味）。复仇是甜蜜的。

虽然味蕾辨别味道的天赋无可否认，但它似乎表现得太好了。我们都知道蔬菜对身体有好处，但为什么它们没有我们喜欢吃的糖、脂肪和盐那样美味呢？好了，吃你的蔬菜吧。

我们能来点儿喝的吗？

如果不与其他感官同步，你的舌头感受器就会受到一定程度的损害。作为一个独立的装置，舌头可能很挑剔、很特别。首先，味蕾中的化学感受器需要食物中的化学物质溶解后才能与之结合。这意味着液体介质必不可少。先别急着去拿啤酒，我说的是唾液。

当然，感知味道是味蕾的责任，但如果没有唾液来分解口香糖的分子，你刚塞进嘴里的口香糖就不会被检测到。你可以自己试试。用纸巾擦干舌头，然后在舌头上放一些好吃的东西。除非你的唾液腺润滑口腔实验室，否则样本没有任何味道。这里的关键是在你唾液中游动的酶，它们会分解食物并释放分子，最后交给你的味蕾分析。

相反，菠萝中有一种叫作菠萝蛋白酶的特殊酶会分解舌头、嘴唇和脸颊内壁上的蛋白质。这就是为什么你吃菠萝时会有那种说不清的感觉，因为你真的被菠萝消化了。

舌头的幻觉

你的舌头会受到很多假象、幻觉和欺骗行为的误导。如果你曾经用牙膏刷牙后再喝橙汁，你很可能感受到自己的嘴里充斥着一种奇怪的味道。你的舌头会被不断变化的口腔环境所欺骗，你之前吃过的食物会在你的舌头上留下污渍（无论好坏），这会影响你接下来吃的东西的味道。

为了理解为什么你的舌头如此容易上当受骗，有必要了解一下当食物分子接触味觉感受器后到底发生了什么。味觉感受器是非常小却高度敏感的细胞，表面的蛋白质起到门铃的作用。当特定的食物分子按下蜂鸣器后，这些蛋白质就会响起，向大脑提供 5 种主要味觉感觉之一。

这是一个简单的过程，但舌头的局限性意味着它也不是万无一失的。以洋蓟为例，它能把你的舌头玩得团团转。这种聪明的蔬菜中含有菜蓟素。如果你吃了这种化学物质，它就会把自己固定在甜味感受器上，但不会刺激它们。不过，只要你喝水，菜蓟素分子就会被水冲走。被松绑的感受器终于可以运转了，于是它们向大脑发送信息，产生甜味，但是这时候，满嘴的洋蓟很可能已经顺着你的食道蜿蜒而下，开始了消化之旅。所以，留给你的其实是一种迟到的味道。

舌头自己站不住脚这件事并没有就此结束。我们知道大脑是躲在幕后鬼鬼祟祟的感觉制造者，它会整合来自5种主要感官的各种数据，以部分合乎逻辑的方式描述现实。通常，当这些感觉涌入你的意识流时，它们的相互影响会发生明显的重叠。看到或闻到你最喜欢的食物，你会流口水，但也许不太为人所知的是，声音也有可能影响味道。

自救妙招

你的舌头不仅是用来品尝味道的。在很多情况下，它也是保护你的内在健康的屏障。就像身体的其他部位一样，你的舌头也会受到表现为身体变化的全身性疾病的影响。嘴里这块软软的肉并不能帮你诊断所有疾病，但它可以发出疾病和感染的早期预警信号。

张开嘴，对着镜子伸出舌头。

• 正常、健康的舌头通常是粉红色的，上面的突起被称为舌乳头。

- 黑毛舌（虽然看起来令人震惊）可能表明口腔卫生不佳、患有糖尿病或者是癌症治疗的结果。偶尔也可能是角质形成细胞堆积引起的，可以用牙刷轻轻刷去。

- 舌头呈草莓色，比平时大，可能表明缺乏维生素B_{12}、铁或叶酸。儿童出现这种状况，可能是链球菌感染的征兆。

- 舌头被白色斑块覆盖，通常是口腔念珠菌病的征兆，口腔念珠菌病是一种酵母菌感染，看全科医生就可以有效治疗。

品客薯片实验

为了证实声音对味觉的影响，牛津大学实验心理学教授查尔斯·斯宾塞利用品客薯片（一种吃了还想吃的零食）进行了一项奇怪的实验。

斯宾塞邀请 20 名参与者戴上耳机，在隔音间的麦克风前就座。然后，他让每位参与者吃 200 片品客薯片。每次嘎吱声响起时，测试对象会根据他们听到的从麦克风传入耳机的声音给脆度和新鲜度打分。

在参与者不知道的情况下，斯宾塞改变了原始的嘎吱声。他利用放大器和均衡器减弱或增强不同的频率来改变声音。在这个奇怪的实验结束时，受试者被问及是否所有薯片都一样。

　　尽管吃的是同样的品客薯片，但受试者的报告存在主观差异：有的说不太新鲜，有的说很脆。经过分析，斯宾塞发现在品客薯片的嘎吱声中加入更响亮、更高音调的噪声后，参与者感知的新鲜度比声音没有放大时高了15%。这是有记录的同类实验中第一个证明声音本身可以改变味道的实验。这个看似奇怪的测试简单明了地证明了可以通过一种奇怪的操纵方式，将两种感官输入（品客薯片的口腔触觉和独特的嘎吱声）变成一种多感官感知。在某种程度上，你的所有感官都参与了操纵过程。

　　我们很容易认为每一种感官都只充当一种角色。事实上，对这一主题的绝大多数研究都集中在每种感觉是如何独立运作的。在涉及味觉之前，这个理论似乎是适用的。味觉也可以独立工作，但效果没有那么好。事实上，味觉只有在得到了多感官输入的支持后，才会有上佳表现。

　　所以，你所感知到的味道只不过是舌头的逼真错觉。从很多方面看，这是一种味蕾起次要作用的过滤嗅觉过程。我们还可以进一步说，你的大部分美食体验都是由被遗忘的味觉器官——眼睛、耳朵、大脑和触感决定的。

　　在做完品客薯片实验后，查尔斯·斯宾塞的研究并没有就此止步。他进行了许多开创性试验，证明了装在白色容器里的草莓慕斯比黑色容器里的甜，用白色杯子喝咖啡没有用透明杯子喝咖啡那么香甜，用蓝色容器盛的汤看起来更咸。

　　甚至，斯宾塞的实验启发了整个烹饪领域。2006年，名厨赫斯顿·布卢门撒尔与他共同进行了一项实验，以证明当培根滋滋作响时，培根的味道更好。事实上，布卢门撒尔在他的米其林星级餐厅"肥鸭"创造了"海洋之声"这道菜，用海水的声音来增加食物的味道。也许，最终人们会用声音来帮助改善老年人的生活，因为味觉会随着年龄的增长而减弱。

不要轻信

味觉的虚幻本质在神秘果（一种能结出红色小果实的植物）那里得到了完美的体现。

这种不起眼的水果有一种令人愉悦的强烈味道，但是只有当你再吃一个柠檬或酸橙时，你才能真正感受到它的妙处。你不会被酸得龇牙咧嘴，相反，你的嘴里会出乎意料地充斥着甜味。这是因为你的味蕾被神秘果蛋白欺骗了。它是神秘果中的活性化合物，可以与甜味感受器结合并阻断它们。然后，当你的唾液因为吃了柑橘类水果而变酸后，神秘果蛋白就会改变结构，触发之前被它阻断的甜味感受器。

当你有鼻窦问题和鼻腔问题时，身体也会发生相同的味觉错觉。它们会扭曲你的味觉，让你从咖啡、香草等正常食物中感受到变质、死亡和腐烂的味道，这就是味觉障碍。非常讨厌！

轻度受虐狂

谈论味道，就避不开调味品，我指的是辣的东西，比如辣椒和那种只有"真正的男人"才敢涂到热狗上的辣酱。至少围绕这种被误解的食物的大男子主义文化是这么认为的。

首先，我想说的是，如果你喜欢辛辣的食物，那么你可能有一点儿古怪。让我解释一下你的黑暗秘密……

"辣"不是一种味道。当舌头向大脑传达你嘴里食物的味道时，它只能品出甜、咸、苦、酸和鲜味。但是与此同时，你的舌头也可以品出疼痛和温度，辛辣食物就是通过这种方式展示它的存在。这要归功于化学物质辣椒素，它是辣椒中的一种活性成分，能与味觉感受器结合，激发出辛辣的感觉。

你可以说这体现了一种奇怪的轻度受虐狂，因为你喜欢痛苦，但又不喜欢太痛苦。事实上，吃了很多辛辣食物后，会导致疼痛感受器脱敏。因此，你会不断寻求更辣的食物，追求最终的灼烧感。这也是辣椒素有时被用来治疗慢性疼痛的原因。

吃辣的食物时，你的舌头会误以为你的嘴巴在自燃。你的身体不知道这不是真正的威胁，所以它会通过出汗来降温。与此同时，身体会发生一系列生理变化，释放血管舒张物质，使血管扩张。你的身体里有可以与辣椒素结合的辣椒素受体（包括肛门周围也有这种感受器）。所以，愉快地通过胃肠道的任何辣椒素分子，最终都会导致可怕的环状刺痛。我已经警告过你了。

自救妙招

水不会帮你赶走辣椒恶魔。如果热量太高，你就需要扑灭嘴里的火，但是实际上水会让情况变得更糟。

　　水由极性分子组成，有正极和负极，而辣椒素则是非极性结构。因此，当你把辣椒素和水混合时，这种化学物质不会被分解。只有遇到另一种非极性物质，比如牛奶和其他乳制品，它才会被分解。

　　如果你想寻找一个简单的方法来减少零食摄入量，那就在鼻塞的时候尽量少吃零食。我们的嗅觉对于大脑获得满足感和饱腹感的整体能力至关重要，所以鼻子堵塞的人往往因为得不到足够的满足感而吃得过多。

　　如果你经常在茶或咖啡里加糖，那么你可能需要使用红色的杯子。我们的大脑会将颜色与味道联系起来：绿色代表苦，黄色代表酸，棕色代表咸，红色代表甜。红色的杯子可以让你少放糖也能感觉足够甜。同样，在甜点中加入香草可以让面包师减少用糖量，因为我们把香草的香气与甜味联系在一起。

　　为了喝咖啡时少放糖，你可以往咖啡里加盐。这会让你产生一种错觉——实际上，盐对咖啡本身没有任何影响，但它会欺骗你的大脑，让你忽略咖啡的苦味。你的舌头上有成千上万个味蕾，负责识别 5 种基本的味道：甜、咸、苦、酸和鲜味。盐能放大所有味道，除了苦味。在品尝苦味时，你的味蕾会释放钙离子。实际上，盐滥用了这种生物学原理，因此它能帮助掩盖咖啡中的苦味，同时放大甜味。这在咸焦糖之类的食物中效果非常好。如果你对苦味很敏感，或者觉得清咖啡太苦了，就可以在咖啡渣里加盐，甚至往泡好的咖啡里加盐。

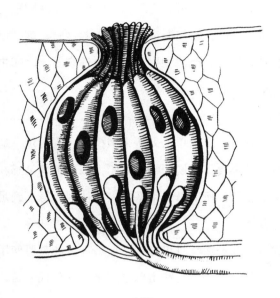

味蕾

健康秘诀

我们都想找到睡个好觉的快捷方法，睡前洗个热水澡可能就是你需要的答案。奇怪的是，水温高反而会降低你的核心体温，同时降低睡眠阈值。

相反，早上洗个冷水澡可以升高你的体温，让你以更警觉的状态开启新的一天，而且洗得更干净。

第 **10** 章

什么是感觉?

致命接触

你的视觉、听觉、嗅觉和味觉都基于同样的机制。它们集中在身体的一小块区域，有密集排列的感受器。它们十分复杂，聚集在一起，但它们都必须屈从于一种比它们都强的感官野兽——触觉。

触觉感受器就像寄生虫一样，侵入身体的各个部位，从指尖到下身。根据不同的区域，以及这些感受器被激活的方式，触觉可以产生各种各样的情绪。它与其他感官完全不同，也许这就是它让你失望的地方。怎么回事呢？它过于依赖机械压力，无法及时探测到光、声音，甚至化学物质等输入信号。但是，在检查你自己的身体而不是外部环境这个方面，它的表现远远好于其他感官。

不能触碰

触觉可以说是你最重要的感觉，活跃在你与物理世界互动的第一线，但是它只是一种错觉。我并不是在这里谈论神秘学或哲学，这是事实，可以用物理学来解释。每个原子都有电子，所以当你"触碰"某物时，指尖上的电子会排斥你所触碰的物体中的电子。实际上，你感受到的触觉是你的大脑注意到的电磁场受到的干扰。所以，事实证明你并不是坐在那把椅子上，而是悬浮在一个微观高度上。

构筑防线的皮肤

　　触觉的监督管理主要是由你身体里一个冷酷无情的器官负责。皮肤是表面积最大的器官，从头到脚包裹着你。它是你身体抵御外部世界侵袭的第一道防线，是身体的边防警卫，但它并不能始终如一地履行职责。

　　皮肤也受到了一些诋毁。你只需要想想护肤程序的严谨性，就会认为它的维护成本很高，但是它确实在兢兢业业地为你工作。没有皮肤（一种生物学上的包装），你将因失去体内宝贵的水分而面临死亡，而且阳光会像致命的激光一样，炙烤你的深层组织。你的皮肤（或者说身体的最外层细胞）是坚韧不屈的卫士，为了保卫你，它将自己暴露在有害的辐射中。为了保护身后的其他细胞，皮肤不惜自我牺牲。

人类的盔甲

　　用数字计算的话，你的皮肤约重 10 千克，通常占体重的 15%。

被称为表皮的外层皮肤就是一层薄薄的屏障,我们根本不把它当回事,每天无数次地抓、蹭、捏、拉扯、伸展,它却没有磨损。从某种程度来说,你的皮肤是活的。皮肤表面的细胞会不断地补充新的构成材料——角质形成细胞。它们像钉子一样坚硬。事实上,动物的角和爪子中也有同样的物质。

角质形成细胞是由表皮最底层的干细胞形成的。它们不断上升,到达表面后形成一层防水层,保护你的皮肤免受入侵者和环境的侵害。最终,它们咽下最后一口气,飘落到空中。但是,如果你给皮肤的压力过大,比如过度摩擦,表皮就会生成过多的新皮肤,导致产生难看的老茧。

不幸的是,你的皮肤并不仅是内脏的包装。在皮肤的深层,也就是真皮层,有一个巨大的血管网络,这就是皮肤上的浅表性伤口会大量出血的原因。它含有大量免疫细胞。它们耐心地等待着,随时准备攻击外来入侵者。皮肤表面受伤后发生炎症就是它们引起的。

皮肤让我们吃惊的地方不止于此。皮肤富有弹性的原因之一是皮肤中有胶原蛋白和弹性蛋白等重要蛋白质。这些蛋白质让你的皮肤饱满有形,但是同时它们也有可能背叛你。如果你吸烟、睡眠不好或者压力大,这些蛋白质就会降解,给你留下皱纹和眼袋。

最后一点(希望这不是睡前读物),你的皮肤并不孤单。事实上,它是一个规模达到数十亿的微生物群落,是 1 000 多种细菌的家园。这些细菌有的对皮肤健康有益,有的则对皮肤健康有害,并且会导致疾病。熄灯吗?

剥皮治疗

研究表明，就像肠道微生物组一样，针对皮肤的益生菌治疗可以对皮肤健康产生积极影响，解决痤疮、牛皮癣和湿疹等疾病。别担心，为了皮肤健康而进行的粪便移植不会很快实现（希望永远不会）。而微生物组移植背后的理念（有效地将细菌种群从一个人转移给另一个人）可能是一个值得仔细观察的领域。2017年的一项双胞胎（一个有狐臭，另一个没有）案例研究表明，从没有狐臭的一方身上提取的腋窝微生物可以"治疗"另一方的狐臭。

就像你的肠道微生物组一样，这些细菌是你的免疫系统和自然世界之间的中间人。它们有助于调节你的免疫系统，减少其对无害威胁的过度反应，提高其对抗入侵者的效率。正如被大肆夸耀的肠道微生物多样性一样，你的皮肤也需要这样的多样性。接触各种各样的事物有助于通过与微生物相互交流训练你的免疫系统。

我很想对皮肤提出苛刻批评，但是你没有给予它应有的尊重，也确实是一个再简单不过的事实。皮肤是你抵御疾病的第一道防线，然而你经常过度地清洗皮肤表面的各种有机体和细菌，从而阻止它们发挥重要作用。最终，在你的皮肤上占据了一席之地的大多是毫无贡献的无害微生物，它们以你的汗水、油脂和角质形成细胞为食，但是不会扰乱你的日常生活。剧烈清洗只会导致润滑皮肤的天然油脂（皮脂）的流失，而皮脂正是微生物的食物来源。几乎可以肯定，因此导致的皮肤微生物组"生态失调"是湿疹等皮肤过敏性疾病的一个病因。

蠕形螨病是潜伏在你的皮肤上的良性恶魔之一。它们只有半毫米长，但可以伸展到很长。尽管看起来有点儿像虱子，但它们实际上是一种无色的蛛形纲动物，只有 4 条腿，可以在你的脸部皮肤和睫毛上钻洞。虽然听起来很可怕，但这些恐怖的虫子实际上是天然的去角质剂，因为它们以你的皮脂和角质形成细胞为食。只有当数量过多时，它们才会导致皮肤疾病和失眠。

我可能不应该告诉你，这些以你的皮肤为家的螨虫没有肛门。因此，在过量摄取你的身体上多余的皮肤和油脂后，它们就会死亡。夜晚，它们还会在你的脸上进行性行为，就好像你是螨虫交配场一样。最终，这些看起来既像蠕虫又像蜘蛛的生物在狼吞虎咽地吃掉你的皮肤，享受与你共度的特殊时光后，就会变得越来越臃肿，然后把自己撑死。

关于体气

你可能会因为别人身体有刺鼻的体气而退缩，也许偶尔还会吃惊地发现自己的身体正在散发恶臭。尽管它看似有致命的特性，但实际上它是皮肤保护功能的副产品。这要归因于枯草杆菌。这种细菌会吸收皮肤废物，例如汗液和油脂，然后随地（在你的皮肤上）排泄抗真菌的化学物质。

不幸的是，我们接下来要说的是你的脚。脚上的短杆菌会摄取角质形成细胞，然后排出一种有独特酸味和奶酪味的气体，脚臭就这样产生了。短杆菌会在你的嘴里留下一种难闻的味道，但是奶酪制造商还是会在一些奶酪中添加这种细菌来帮助形成香气和味道。（是的，我对此一清二楚。）

力量平衡

基本上，皮肤是不适宜居住的荒地。这是一片缺乏营养的广阔土地，干燥，呈酸性。然而，富含脂质的毛囊在你的皮肤沙漠中建起绿洲般的度假胜地。尽管你的皮肤微生物组身处干旱环境，但它们还是努力在这个生态系统中生存下来。由于资源稀缺，这个社区里的一些微生物开始地盘争夺战。以表皮葡萄球菌为例。这种细菌有助于抵御邪恶的金黄色葡萄球菌。如果你的生活方式和环境因素不合适，你有可能朝着不利于自己的方向破坏它们之间的力量平衡，使自己更容易长痘，或者患特应性皮炎（一种湿疹）。即使是像痤疮丙酸杆菌这样的有益菌（通常会产生阻止病原体的化学物质），也含有某些会导致讨厌的痤疮的菌株。联盟是靠不住的，不要相信任何人。

在了解皮肤微生物组和哪些因素有助于确定特定菌株是敌是友这个方面，我们仍处于初级阶段。在进一步深入了解后，我们有可能制定出新的治疗方法，到那时我们或许可以将皮肤细菌从一个人转移给另一个人，帮助清除痤疮和特应性皮炎等疾病。

保持清洁

卫生的概念和清洁习惯与文明本身一样古老。事实上，瘴气致病论认为不卫生是由受污染的水造成的，这是它的主要理论基础。虽然这个过时的理论被我们对细菌的理解所取代，但也许我们对卫生和护肤仪式的痴迷已经让我们在相反的方向上走得太远了。虽然你可能不希望几周、几个月或几年不做清洁，但事实上，你的那些昂贵而复杂的日常习惯可能弊大于利。

　　我不会骗你的。我曾经有很长一段时间没有护肤。当我 21 岁的时候，我尝试了各种面霜和洗面奶，但我真的不知道这有什么意义。虽然我从来没有长过严重的痤疮或瘢点，但我还是放弃了追求容光焕发的皮肤。事实上，在我 20 多岁时，我的护肤大多数时候仅限于在淋浴时洗脸，只有去海滩时才会涂防晒霜。直到从医学院毕业后，我才确定有必要重视起来，因为我意识到了皮肤在维持生命健康方面所起的作用。

自救妙招

　　说到护肤品，人们在面对各种各样的选择时很容易不知所措，但是护肤不需要那么复杂。好的、健康的日常生活不需要依靠噱头，不需要花很多钱，也不需要每天占用你几个小时的时间。简而言之，经常洗脸、保湿和每天涂防晒霜，做好这些就可以挽救你的生命。同时，值得注意的是，如果你有严重的痤疮、湿疹或酒渣鼻等具体问题，就去看全科医生。他们可能会建议你去看皮肤科医生，找出哪些产品对你的病情有益，这可能包括处方药。

　　既然说到这里，我就介绍一些关于皮肤卫生的基础知识吧。我知道你可能会觉得这条建议很可怕，但也许你可以考虑在早上排便的时候不要把手机带进卫生间。不管你

喜不喜欢这种视觉效果，你的卫生间都充满了微小的粪便
颗粒。它们在空气中飘荡，随心所欲地降落。这些微小的
粪便颗粒很可能会落在你的手机屏幕上，一旦你触摸它，
它们就会迅速地从你滑动的指尖转移到你的脸上。你清楚
这会有什么样的结果。

　　值得指出的是，你平均每小时触碰自己的脸超过 23
次。虽然这在很大程度上是潜意识和不可避免的，但减少
触碰脸部的频率将有助于减少细菌从环境传播到你的脸上。
你的手不是不讲卫生的婴儿，所以要指导它们做出与年龄
相称的行为。

医生的处方

我的浴室置物架上的东西比较少，最重要的就是我的洗面奶。
洁肤产品中含有的活性成分可以将一端附着在油上，另一端附着在
水上，并将油包裹在被称为胶束的小泡泡中，而这些小泡泡可以被
洗掉。肥皂也可以做到这一点，问题是它的效果可能太好了，会过
度清除皮肤上的天然油脂。我个人尽量不使用那些有微小塑料珠的
磨砂洗面奶。它们不仅对大多数皮肤来说太粗糙，而且对环境有不
利影响。

　　我在置物架上放的第二个东西是润肤霜。毫无疑问，保持或增
加皮肤的含水量是有好处的。保湿产品的作用是保持皮肤中的水分，

使皮肤看起来更饱满,也有可能产生更饱满的手感。但更重要的是,这能让皮肤更好地抵御外部环境的伤害。湿疹等皮肤疾病就体现了保湿的这个好处:这类问题在皮肤干燥时会突然发作,当皮肤湿润时就会消退。

每次接触任何东西,你都会失去一些表皮细胞。这可以说是皮肤的设计缺陷之一。不过,这些损失会因为皮肤不断更换新细胞而有所缓和。你能看到和触摸到的最上面一层皮肤叫作角质层。它们其实就是通过桥粒连接在一起的角质形成细胞,在这些细胞之间的空隙里充满了脂质。

皮肤干燥时,破坏桥粒的酶就不能像平时那样发挥作用。这导致表皮细胞成团脱落,而不是一次脱落一个,从而导致皮肤呈片状。润肤霜的作用是用水包围这些酶,以提高它们的功效。留意你的保湿产品中是否包含一些特定成分,可能是有好处的。封闭剂可以防止水分离开皮肤,湿润剂有助于从深层吸收水分。好的润肤霜都含有这两种成分。

提到护肤就不能不说防晒霜。是的,如果你是深色皮肤,那么即使没有阳光,你也需要使用防晒霜。一年到头,你每天都需要涂防晒霜,无论你是否打算在沙滩上晒日光浴。防晒霜除了能降低患皮肤癌的风险和防止晒伤之外,还是为数不多的真正的"抗衰老"产品之一。它可以防止随着皮肤老化出现角质层增厚和皱纹的情况。防晒系数(SPF)是指防晒霜可以保护皮肤免受中波紫外线(UVB)伤害的时间。系数越高,被屏蔽中波紫外线的百分比越高。SPF 30可以阻挡97%的中波紫外线。

虽然我的护肤程序回归基础（因为我喜欢保持真实），但那些花哨的产品，如面膜和精华素呢？事实上，大多数这些产品所宣称的好处要么披着伪科学外衣，要么凭借站不住脚的理由强调它对改善皮肤健康有多么重要。我不想阻止你享受复杂的程序和尝试新产品。只要它不伤害你的皮肤，只要你知道简单的程序通常是最有效的，就没有问题。

自救妙招

任何护肤品都有一些对你的皮肤有益的常见有效成分。你可以留意以下成分：

- 水杨酸有助于去除角质形成细胞。它对油性皮肤也很有效，因此是抗痤疮产品中常见的成分。
- 果酸和过氧化苯甲酰也是经典的抗痤疮剂，可以通过自由基去除细菌。
- 类视黄醇的化学特性与维生素A相近。它们有助于提高皮肤的更新速度，能帮助你去除角质形成细胞。类视黄醇成分有祛痘效果，而且本身就具有"抗衰老"的功效。不过，如果你使用它们，一定要记住它们是处方药，使用后不能外出晒太阳，因为这会导致过敏。

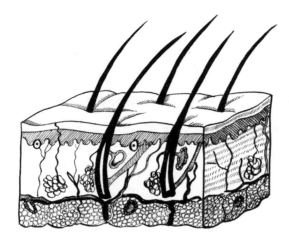

竖毛肌

健康秘诀

　　下面是一个快速简单的减缓神经退化的方法。神经退化是指大脑和中枢神经系统随着年龄的增长而失去性能优势。

- 定期锻炼可以促进大脑的血液流动，让你在晚年生活中保持敏锐。
- 睡眠可以清除忙碌一天后大脑中积累的有毒蛋白质。
- 社交活动能让大脑保持活跃，因此交朋友是明智之举。

- 挑战自己永远不会太迟！尝试学习一门新语言或学习一种乐器来减少患阿尔茨海默病的风险。
- 做一些让你感到惊奇和敬畏的事情，无论是在大自然中漫步，还是凝望星空，思考生命的意义。研究表明，让自己兴奋可以帮助大脑在年老时保持活力。

第 **11** 章

生殖器巡礼

令人厌恶的天才

触摸、愉悦、欲望、爱和高潮。虽然其他生物的存在只是为了繁殖，但人类似乎与海豚、倭黑猩猩和短吻果蝠一样，是少数几个会为了快感而参与"魔鬼之舞"的物种之一。我们拥有危险复杂的大脑，拥有天才和令人难以置信的抽象思维，但是我们似乎会利用这些天赋来从事一种兽性的原始行为，首要原因是它令人愉快。更重要的是，我们做这件事的时候完全不顾及个人安全。事实上，我们几乎没有考虑过我们在做什么。

值得注意的是，在我们燃起使用生殖工具的欲望时，往往伴随着大脑功能下降。从某种意义上说，人类成了这些自然快感的奴隶。对于男性和女性来说，生殖器作为身体的一部分做出了非凡的奉献，但它们也有永远无法消除的局限性。这些局限性令人讨厌，也容易产生痛苦的问题，在某些情况下可能是致命的。所以，与其说我这是在给人类生殖器唱赞歌，不如说这是提醒男性和女性谨防生殖器杀死我们。

男性生殖器的麻烦和致命武器

精子还是雪花？

男性身体最明显、最难以解释的特征之一是睾丸在体外。从设计来看，它们摇摇晃晃地悬在骨盆的"悬崖边"：脆弱、暴露、随风摇摆。

自然，这种设计有它的理由。人类精子细胞要达到最大活性和发育成熟，对温度调节范围有严格要求：在某些方面，睾丸是生物学上的"金发姑娘"。它们需要一个既不太热也不太冷，温度恰到好处的环境。如此精确的要求是为了满足在睾丸内产生精子的需要。精子形成的最佳温度比理想体温（98.6华氏度[①]）大约低3~4华氏度。即使阴囊温度只升高2华氏度，都会对精子的形成产生负面影响，如减少精子总数和增加畸形精子的数量。考虑到这一点，将它们放到体外是完全有道理的，就像我们可能会将露台视为住宅的外景房一样。

为了确保它们不会完全暴露在自然环境中，睾丸被悬挂在一个对温度敏感的可调节吊床上，以便精子细胞在腹腔边缘繁殖。这个人类携带袋被称为阴囊。阴囊的肌肉可以扩张和收缩，能适应温度，是它里面的精子形成工厂的质量管理员。

人类细胞可以在人体的高温环境中愉快地生活，但睾丸例外。

---

① 1华氏度＝－17.2摄氏度，98.6华氏度等于37摄氏度。——译者注

血细胞在骨髓中生长，卵巢在骨盆中产生，那么为什么精子有自己的规则呢？因为它们肩负多项责任。

人体其他器官安全地藏在体内，睾丸却胆大包天，像小流氓一样在外面游荡。你知道青蛙的睾丸在哪里吗？好吧，你找不到的——除非你手边有手术刀，因为你的这位冷血亲戚制造精子的工具被安全地藏在身体里面。此外，许多哺乳动物的睾丸拥有更多升级选项。当老鼠和兔子想要繁殖的时候，它们可以把睾丸挂在身体外面，让它们保持凉爽；当睾丸闲置不用的时候，就又可以把它们收起来安全保存。如果人类有这种非永久性的生殖控制，那就太方便了。它不仅可以防止踢下身带来的可怕后果，还可以防止意外怀孕，并且再也不需要用所谓的"抽出法"避孕了。

也许我们可以辩解说睾丸不仅是人口增长的化学管道，也是人口增长的吉祥物。如果你认为在选择配偶时，两个显眼且知名的肉质悬垂卷须会增加一些选择优势，也不无道理。

凶险的下降过程

在受到自然力量的影响之前，睾丸首先在身体内部开启生命历程。在幼小的雄性胎儿发育过程中，发现身体温度过高、不适合驻留的两个小宝贝开始了它们的朝圣之旅，前往阳光明媚的低地——阴囊。我们这对球形流浪者从腹部靠近肾脏的某个地方出发。在妊娠期间，它们会朝着下方的骨盆移动，同时在它们后面留下一个开放的隧道，即腹股沟管。但是，这个下降过程会带来问题。它会留下一个开放的后通道，有可能使腹部内部的结构（比如肠道或身体脂肪）突出来，导致腹股沟疝。这种情况在男性中要常见得多，因为女性的生殖管道不在体外。正因如此，男性高度依赖于从身体内部通向外部的精细管道系统，但是一些意想不到的部位也有可能跟着向外跑。值得庆幸的是，疝气在很大程度上可以手术治疗。如果不加以干预，它们会引起慢性疼痛，甚至切断肠道的血液供应。

随着睾丸继续下降，输精管可能引发一些问题。它连接睾丸和尿道，有可能与输尿管（将尿液从肾脏输送到膀胱的管道）纠缠在一起。往好了说，这是一个很随意的结构安排。往坏了说，这是一个可能需要紧急手术的棘手问题。

有时，睾丸没有下降至正常阴囊位置，这被称为隐睾，手术治疗相对简单。但是，患有隐睾的儿童后期患睾丸癌的风险更高。人们认为癌症高风险不是睾丸没有下降造成的；相反，睾丸不下降是与癌症有关的睾丸异常的一个指征。

自救妙招

没人教我怎么照顾好我的睾丸。我从没想过我会把这句话写在一本书里，但现在你看到了。不过，这种情况并不少见。男性很少被教导如何正确检查睾丸是否有肿块，尽管睾丸癌是最有可能治愈的癌症之一。这样的检查确实值得每周做一次，甚至可以检查得更频繁一些。

最理想的检查时间是在洗热水澡的时候或洗热水澡后。

天气冷的时候，阴囊里的肉膜肌收缩，触摸睾丸难以取得很好的检查效果，但在用热水淋浴时，肉膜肌放松，你可以很好地感知睾丸的触感。确保你触摸到了睾丸的顶部和后部。你可能会摸到一个肿块，但它很可能是附睾，也就是输送精子的管道。触摸检查没有严格的规定，你只需要知道两个睾丸通常一高一低，一大一小。如果你注意到有肿块，而且大小或形状正在增长，那么即使没有疼痛感，也要去检查一下。

故事的转折

医院里的恐怖故事大多源于夜班。我要说的这个故事发生在我回家的路上，正是第一缕晨曦与最后的街灯交接的时候。刚走到门口，蝙蝠侠电话（紧急呼叫电话）响了起来。我叹了口气（我还是待命医生），接起了电话。在电话的另一端，急诊室的医生语速飞快地说一个 9 岁男孩发生了精索扭转。哦，天哪！我相信大自然不会有意，也不会希望男性承受精索扭转带来的痛苦。这种现象并不罕见，通常是因为睾丸受到了物理创伤。但是有的时候，一个奇怪的动作或纯粹因为运气不好也有可能导致这个问题。不管原因是什么，它都会切断向睾丸输送血液的精索，结果不仅是持续的疼痛，还有可能失去睾丸。如果不及时治疗，这个不幸的男人还有死亡的可能。

　　身体的任何组织长时间缺氧，都会导致缺血。这可以说是人体中最痛苦的生物过程，它促成了一些人类可能经历的最痛苦的状况：分娩、心脏病发作、精索扭转，甚至痛经。长时间缺血和组织灌注量不足可导致组织坏死。当精索扭转开始时，计时器就开始计时。你有大约 6 个小时的时间让睾丸复位并恢复血液供应，否则就会有一个睾丸被扔进垃圾箱（当然是在手术后）。

　　我跑回医院给病人复查。这个可怜的男孩在儿科门诊，疼得直打滚。他的左侧睾丸似乎不正常。我做了一个测试，通过轻抚大腿内侧引起一种不自觉的反应，这叫提睾反射。当睾丸功能正常时，它会引起周围的睾提肌收缩。如果没有这种反射，那么肯定是精索扭转。确诊后，我赶紧把男孩送到手术室。全身麻醉后，我和我的团队使其睾丸复位，以恢复血液流动，然后将它与阴囊内层缝合固定。这个手术叫作睾丸固定术（orchidopexy）——orchi 指睾丸，pexy 源于"缝合"一词。手术过程相当简单，但时间紧迫，而且关系重大。在我确认手术结果令人满意后，患者父母的肩膀终于放松下来。

自救妙招

　　说到保持最适合精子茁壮成长的温度，男性不需要让睾丸独立承担重任。作为男性，如果你在一个温暖或炎热的环境下工作，而且你想当爸爸，就要考虑定期休息一下，冷静一下（也让睾丸凉快凉快）。此外，如果你长时间不动（即坐在桌前），那么一定要经常站起来走动。避免穿紧身内衣，因为紧身内衣会使睾丸温度略微升高（在某些情况下会升高多达 1 摄氏度）。

除了温度，对睾丸本身的保护也是至关重要的。你可以通过限制各种毒素的摄入来做到这一点。一些毒素最终会渗透你的精子，影响它们的质量和数量。这包括"消遣性毒品"，如大麻和酒精。压力是另一个罪魁祸首，它不仅会降低性欲，还会影响睾丸激素。

关于泄漏和堵塞

尿道中有一些莫名其妙的线路，如果你是男性，这可能会让你的生活很痛苦。男性尿路直接穿过前列腺，而前列腺很容易随着年龄增长而增大，或因癌症和感染而肿胀。虽然是无意的，但前列腺问题是导致排尿不畅的一个主要原因。

将一根可折叠的管子插入一个极易膨胀和阻碍液体流过的设备，是一个糟糕的主意。用管道术语来说，这是不可能通过验收的。如果有人能发现这种安排的缘由，我就可以把前列腺移到重要器官排名的最后一名。

在某种程度上，大部分 50 岁以上的男性都会有前列腺问题。有的可能需要接受检查，包括用金属物体和激光探头探测尿道，甚至需要进行手术。我们已经把胆囊和胰腺等器官列为非常危险的目标。但是与前列腺相比，这些器官看起来无伤大雅。这个核桃大小的器官能产生前列腺液，它似乎很重要，但坦率地说，没有人关心它对精子存活的边际影响。前列腺液也能稍微降低阴道对精子的敌意，但作为交换，这一微薄的好处会使男性失去排尿能力。一名男性可能有几个孩子，但他一生中可能排尿 20 万次，所以我很困惑，为什么这个频繁的行为被认为不那么重要。

接下来，我们要谈一谈前列腺癌，这是每个超过一定年龄的男性几乎都要面对的一个危险因素。我们不把这团毫无意义的东西直接剔除的唯一原因是它缠绕在重要的管道上。关于前列腺，我要说的最后一句话是，这是一个有点儿绝望的结构，就像一些自恋的真菌，拼命想成为关注的焦点。所以，如果男性对自己那个部位的状况有任何担忧，一定要尽早去看医生，这可能是生与死的区别。

会骨折的阴茎

说到阴茎（输送尿液和精液的管道），人体将多项功能组合成一个生物性多用转接器的偏好在这里发挥得淋漓尽致。虽然阴茎能带给你乐趣，但它的微妙结构使它很容易带来灾难。性行为就是一个很好的例子，因为这种行为需要男性勃起。虽然这个家伙没有骨头，但它仍然会骨折。

阴茎海绵状组织的两个主要组成部分叫作海绵体。它们包裹在被称为白膜的纤维组织中。白膜中流淌着血液，这样阴茎就不会恢复成一根注满血液的湿软的面条。但是当阴茎勃起时，白膜也会变硬、变薄，令人担忧的是，它很容易断裂。事实上，勃起的阴茎只能承受一定程度的弯曲，超过限度就会导致结构损坏，在做剧烈、不协调的卧室体操时可能发生这个悲剧。一旦超过临界点，白膜就会撕裂，暴露海绵体，使血液逸出。这是噩梦一般的外科急症。

通常，阴茎断裂伴随着爆裂声，并导致所谓的"茄子畸形"。这是因为阴茎很快就会变成黑紫色，肿得像茄子一样。当然，与此同时，它也不再呈现紧张状态，从坚硬如铁变成湿软的热狗。请不要查茄子畸形这个词。

阴道探险和保育箱

操场和污水管道

如果你要在垃圾处理中心旁边建游乐园，人们肯定会惊讶。同样，女性生殖器与直肠相邻，这在策划阶段应该会引起健康和安全部门的注意，更不用说销售和市场营销部门了。鉴于卫生方面的原因，它一直是很多疾病的根本原因，例如尿路感染、臀部瘙痒。

我承认，身体能提供的替代地点很少，至少在不引发当地抗议的情况下是这样的。坦率地说，如果肛门离嘴很近，我们可能会饿死自己。因此，无论对男性还是女性来说，让肛门靠近生殖器可能是最好的选择。即便如此，人们还是认为肛门离生殖器远一些更合适。

女性生殖器身兼数职，这让情况变得更加复杂。阴道和尿道的入口位于外阴，两者之间的距离比它们与肛门的距离更近，但它们形成的近似三角区有可能发生细菌移位，带来尿路感染和性传播感染的痛苦。

　　除了性行为和排尿，女性还利用这一区域生产婴儿。由于女性尿道明显短于男性尿道，因此感染风险显著增加，这导致问题进一步加剧。与长达 20 厘米的男性尿道相比，女性尿道的长度只约为 4 厘米，因此任何感染都能迅速到达膀胱。特别令人讨厌的大肠埃希菌是绝大多数尿路感染的罪魁祸首，也是剧烈腹泻的一个常见原因。

　　细菌可以通过几种巧妙的方式占领并进入女性尿道。一种是通过性行为，但排泄后从后向前擦屁股也会"引狼入室"。我认为，我们没有教给女孩的最重要的性健康常识是，上完厕所后要从前向后擦屁股。

　　无论男性还是女性，尿路感染都不仅涉及膀胱，还会逆行发展，累及肾脏。典型症状有：小便时有灼烧感；这是由于入侵细菌激活了 TRPV1 感受器，而辛辣食物中的辣椒素也会激活 TRPV1 感受器。所以，你感受到的灼烧名副其实。其他症状还包括：肚脐下方（也就是膀胱所在位置）有隐隐的压迫感，排尿频率增加，尿液中经常带血，还有一种难闻的气味。如果你的身体无法控制细菌，它们就会进入你的肾脏，症状可能会严重得多，而且是全身性的。症状五花八门，包括打寒战、发烧、呕吐，你会感觉自己遭到了微生物大军的袭击。

自救妙招

男性和女性可能无法永远避免尿路感染，但你可以采取一些措施降低患这种讨厌疾病的风险。你可能需要注意一个简单而重要的事实：症状不容忽视，不要以为它们会自行消失。如果不使用抗生素，细菌性尿路感染很可能会继续加重。如果不及时治疗，你甚至可能躺到医院病床上，在最初出问题的地方还有可能插一根塑料管。

我喜欢把尿道想象成一个梯子，细菌可以利用它来攻击你的排水系统和其他地方。一些证据表明，要想在战斗打响之前就赢得胜利，充分饮水是有好处的。这会让你经常排尿，冲洗掉试图偷袭的细菌。在性行为前后冲洗管道也会产生奇妙的效果。事实上，它会降低细菌载量以及细菌闯入禁区的可能性。

我要说的最后一点可能有争议——特别是因为某个伪科学行业从上到下都极力推崇，但是我建议女性不要用所谓的"女性卫生产品"冲洗，也不要随意插入任何产品。像耳朵一样，阴道是一个自给自足和自我清洁的器官，有自己独特的微生物生态系统和细菌，能维持酸碱度的微妙平衡。任何外来物质，包括过量的水和清洗，都会破坏阴道微生态，导致外阴阴道假丝酵母菌病和其他疾病。

子宫颂歌

我要向子宫致敬，它是没有人订购的 3D 打印机。但是，作为一名非所有人，我必须承认这个功能令我敬畏。每个人都是由子宫孕育的，但我认为，公平地说，每月一次的维护周期还可以稍加改进。

子宫就像一个流氓卧底（特工），95%的时间都很放松。偶尔，它会长出一个新的人，同时长出一个绝妙的器官——胎盘。我知道男人愿意认为只有他们才拥有会变大的器官，但是子宫可以从梨那么大变成足球那么大。以肌肉为主的子宫十分强大，可以把前面提到的愚蠢的大头小人从狭窄的产道挤出来。作为所有人的保育箱，子宫有几个方面值得赞许，但它每个月都会有怪异的行为。

经期的目的是什么？

人们普遍认为，月经周期是女性身体为怀孕做准备的一种方式，但实际情况要复杂得多。那么，下面就让我们来听听经期的非凡故事。

大多数哺乳动物没有月经，这是高等灵长类动物独有的现象。更重要的是，人类女性的月经比其他生物都要多。从进化的角度来看，与中心目的捆绑在一起的因素很难不引起注意。月经可以说是对重要养分的浪费，通常非常痛苦，而且很容易被附近的捕食者发现踪迹。另外，为什么其他有月经的哺乳动物能比较容易地度过怀孕期，然后生产几十个甚至更多的幼崽？为什么人类要受尽折磨呢？

这一切都归结于一个叫作胎盘的奇怪器官。

人类女性，以及猴子、兔子、猿、大鼠和小鼠的雌性，都拥有大多数哺乳动物没有的东西：血液绒毛膜胎盘。它在孕期形成，然后钻入厚厚的子宫内膜组织，接收母亲的血液供应。胎儿的这个强硬的代表会抽取足够的血液，供应不断长大的贪婪的胚胎。与此同时，它让母体动脉充满防止血管收缩和减少血液流动的化学物质和激素。因此，胎盘几乎可以不受限制地获得母亲的血液供应。这一切和月经有关系吗？请各位耐心一点儿！

显然，怀孕对身体提出了很高的要求，其中大多数时候是血液绒毛膜胎盘在操控一切。自从它产生后，母亲就失去了很大一部分激素控制权。在分娩后胎盘脱落的时候，她还要面临出血的风险。从这个角度来看，身体在胚胎植入之前非常仔细地审查和筛选胚胎是有道理的，因为冒着生命风险怀了一个不能存活的胎儿是不值得的。

接下来，我们说说子宫内膜。对于脆弱的胚胎来说，这不是一个温暖舒适的栖息环境，而是一个艰苦、充满敌意的试验场，只有最强壮的胚胎才能存活下来。随之而来的是子宫和胚胎之间的猫捉老鼠游戏。这是一种对母亲的保护，因为她延迟胎盘接入主机（血流）的时间越长，她就有越多的时间来确定胚胎是否可以存活。与此同时，胚胎会试图尽快发育胎盘，以利用丰富的血液供应，同时让母体与自己的生存建立更密切的利害关系。结果，子宫内膜变得越来越厚，相应地，胎儿胎盘变得更具侵略性。

作为每月一次的解决方案，当身体确定健康妊娠已经不可能时，它会让子宫内膜的整个表面脱落。这本质上是一种自然选择，某种程度上是有效的，但也不是没有明显的缺点，比如有月经过多和子宫内膜异位症（与子宫内膜相似的组织在卵巢、膀胱，甚至肺等地方生长）的风险。这些问题会导致患者的身体非常虚弱，严重打乱她们的日常工作和生活。

即使没有任何相关的妇科疾病，月经期间的子宫也会经历人类已知最痛苦的生物过程之一，这就是所谓的局部缺血。当子宫肌层陷入困境后，它会导致子宫血管受压，使血液暂时不再流向这些组织。但这只是月经如此痛苦的原因之一。

卵子的伟大跳跃

还记得在学校上生物课时，老师展示的那张图吗？图中显示，子宫、输卵管和卵巢像乐高积木一样整整齐齐地结合在一起。我也不想告诉你，但是卵巢和输卵管之间有一个间隙。这是因为它们是不同类型的组织（这说明它们是单独发育的）。无论如何，在卵巢中产生的卵子必须穿过卵巢和输卵管之间的那个狭窄却危险的裂缝。为了最大限度地提高成功概率，卵子通常会连接输卵管末端状似手指的触须（即菌毛），而菌毛会将卵子推进通向卵巢的输卵管。

如果受精卵迷失了方向，就无法到达子宫，而是在某个地方被卡住或迷路，最常见的地方是输卵管。随后，它就在那里附植，导致子宫外孕。显然，这不是合适的地方，它可能导致痛苦的妇科急症，必须切除输卵管。

在极少数情况下，受精卵落入腹腔，这有可能造成更大的灾难性后果。有限但令人恐惧的案例报告称，受精胚胎会游离到肝脏这个血管和血液都非常丰富的器官中。可以这么说，肝脏并不能帮助怀孕，反而可能导致母亲死亡。

石胎

可以理解，子宫外孕的故事（尤其是腹腔妊娠）既悲惨又令人不安。但是，悲剧并不止于此。在极少数情况下，它还会导致石胎。

如果胎儿在腹腔妊娠中死亡，因体积过大而无法被组织重新吸收，身体就会将其视为可能有害的外来物质。为了保护自己，身体开始使胎儿钙化。如此形成的石胎常常被误认为不会导致任何问题的肿块。在某些情况下，它们会在母亲体内封存数年，有时甚至数十年。

都是排水系统的错

别憋着了

你已经这样干过无数次了。事实上，世界各地的医疗工作者和我一样，都经常这样做。但出于各种原因，这并不好。万幸的是，抑制排尿的冲动是很容易做到的，但对你的身体来说，顺应自然更好。

与普遍的看法相反，你的膀胱和尿液并不是无菌的。这个黑暗的腔里充满了各种臭烘烘的真菌、细菌、病毒、死细胞和组织碎片。如果任由这些物质腐烂，它们就会为细菌繁殖提供肥沃的土壤，最终给你带来痛苦。

所以，下次当你在电影院里想要排尿时，不要等到放演职员表时再去。排尿是一项至关重要的任务。肾脏会过滤掉血液中多余的盐、水和废物，将其变成尿液，然后通过输尿管排入膀胱。你的膀胱好比一个精巧的零钱包，里面装着你最终会花掉的所有零钱，容量约为 500~700 毫升（约 2 杯水）。通常情况下，当达到 300 毫升的阈值后，你会有一种想要排尿的冲动。

就像排便的艺术一样，排出"液体黄金"（大多数情况下）是一种精确而自发的交响乐协调性练习，控制排尿的大脑中枢和膀胱逼尿肌、尿道内外括约肌在盆底肌的协助下协同作用。膀胱充盈时，就会向大脑发送扩张信号，告诉你该排尿了。作为回应，你的大脑与膀胱沟通并打开绿灯，让你开闸放水，或者让你再坚持一会儿。这一步很关键，否则事情会变得一团糟。

有趣的是，对于体重超过 1 千克的哺乳动物来说，大多数物种的排尿持续时间比较一致，平均为 21 秒。尽管大型生物的膀胱容量有显著差异，但持续时间似乎是行业标准。这被认为是由于大型动物的尿道更长，在重力作用下，流速更快。

如果你养成了经常憋尿、忽略反射性收缩信号的习惯，膀胱就会过度扩张，增加尿液容纳能力。在我的超级大国名单上，膀胱名列前茅。尽管偶尔憋尿没有太大问题，但经常憋尿不一定是好事。在某些情况下，它会削弱膀胱肌肉，减弱扩张信号。最终，这可能会导致膀胱弹性下降，扩张强度降低，而扩张强度是膀胱向你传递尿量信号时所必需的。因此，它会使你难以正常排尿。在某些情况下，膀胱过度扩张最终会导致你需要导尿管来帮助排尿。

过度憋尿还会导致更严重的后果，那就是膀胱破裂。值得庆幸的是，这种最坏的情况非常罕见。膀胱破裂的概率非常低，但绝不是零。一旦膀胱破裂，腹腔就会迅速充满尿液，需要立即进行紧急手术。

延迟排尿更有可能导致尿裤子，而不是膀胱破裂。要知道，开闸放水很大程度上是不自觉的行为，即使你能抵制住，也有可能导致整个结构崩溃，带来巨大的死亡风险。别不当回事！

虽然膀胱可能承受得住你在排尿问题上的顽固，但反复憋尿更有可能导致失禁。这是由于盆底肌变弱了。这些肌肉围绕在你的盆腔器官周围，形成一个"吊床"，是核心肌肉的一部分。尿失禁也常见于分娩后的妇女或做过骨盆大手术的人，他们会在打喷嚏、咳嗽甚至大笑后发现自己漏尿了。不幸的是，所有人都会变老，这意味着牢固的盆底肌最终会变得松弛，然后我们又要像小时候一样再次面对尿裤子的风险了。

除了可能损害盆底肌外，憋尿还会扩张和削弱尿道外括约肌。这些肌肉发达的看门人控制着尿液的流动。拧紧它们，水龙头会关闭；松开它们，水龙头会打开。过度扩张会导致失去控制，通常只有慢性尿潴留患者会发生这种情况，但是当意外发生漏尿时，就有可能导致社交尴尬。

自救妙招

幸运的是，把盆底肌锻炼加入你的日常事项，可以帮助你对抗时间的摧残。我是指锻炼你的核心肌肉。想象你在憋尿或憋屎，坚持几秒钟，它就会被激活。记住，这是一个强化肌肉的模拟练习，每天重复 10~15 次，肌肉就会有积极的反应。但如果你真的需要上厕所的话，不要抗拒自然的召唤。

预防式排尿

看完下面的内容，你可能会鄙视我。在利用恐吓手段颂扬了不憋尿的好处之后，我现在要解释为什么你应该停止预防式排尿。

让我来设定一个场景：你舒舒服服地躺在床上，十分享受。突然间，你觉得自己需要在白瓷银行里存一笔流动存款。你把这个想法抛到一边，继续睡觉，却发现满脑子都是尿床的焦虑。于是，你屈服了，拖着沉重的脚步去厕所完成预防式排尿，你很清楚这不会是你今晚的最后一次。

你的膀胱喜欢舒适的生活，它就像一个任性的孩子，因此只要有一点儿想上厕所的冲动，你就会纵容它。就像所有好的父母一样，有时候你必须提醒孩子规则是由谁制定的。

当然，在长途旅行之前来一次"保险性排尿"是明智的，偶尔为之也没什么大不了的。在不需要的时候例行排尿，会导致膀胱在你使用它的时候没有装满尿液。实际上，这是把触发排尿冲动的门槛设置得很低，所以你会更频繁地感到排尿冲动。在某些情况下，这会导致你的膀胱收缩（不是结构上的，而是功能上的）以适应较低的填充量，进而导致容量减小，而实际上这是没有必要的。最终会形成令人讨厌的雪球效应，它会让你感觉自己的膀胱已经满了，而实际上水箱里还有很多空间。

自救妙招

如果你频繁排尿，或者有尿失禁的迹象，那么你的膀胱很可能需要再训练。这不是一种耗费体力的腹肌撕裂锻炼，而是一种行为疗法，可以帮助你重新控制不听话的器官。它需要长达 3 个月或更长的时间，从根本上促使你逐渐将膀胱容量增加到正常水平，然后训练它长时间存尿。

你可能认为不需要那么麻烦，少喝点儿水就不用经常上厕所了。这是一个不明智的方案。减少水的摄入量，除了有肾结石的风险，还会在膀胱中存留高浓度的尿液。这可能会起到刺激作用，引发更多的紧迫感。

水龙头压力

排尿是一门艺术。一旦掌握了，它就会在自然召唤时毫不犹豫地出现。但是，一粒老鼠屎，坏了一锅粥，盆底肌和膀胱有时会出现功能障碍，特别是在使用不当的情况下。于是，排尿不再是一门艺术，而是一项家庭作业。

你曾经强行排尿，用力过猛甚至把尿射出去吗？不能这样干。盆底肌和腹肌稍微放松时，膀胱的运转和排空效果是最好的。排尿时绷紧腹肌并挤压盆底肌，无疑混淆了事物的自然秩序，受到影响的大脑会让盆底肌在应该放松的时候绷得紧紧的。盆底肌收缩，膀胱颈和尿道周围的压力就会升高，限制膀胱完全排空。我已经说过了，这很糟糕。

如果你继续频繁地用力排尿，就有可能让你可怜的盆底肌无所适从，形成断断续续的停止-启动排尿模式。此外，如果你是男性，那么我很遗憾地告诉你，这还会给你带来前列腺问题。排尿困难或者需要用力才能把尿挤出来，可能是良性前列腺增生的症状，这是一种非癌性前列腺肥大。排尿问题也可能是由神经、药物作用或尿路感染造成的。最后，如果你有排尿不畅和排尿困难的问题，就应该去看医生。

自救妙招

现在，让我来告诉你排尿的"健康"方式。与流行的观点相反，无论是男性还是女性，坐着排尿都能提供最大的流动力。这会减小核心部位的压力，让骨盆底放松。

虽然应该鼓励坐着排尿，但我不会蹲在或虚坐在马桶上。在公共马桶上感染性病的可能性不大，但如果你很难接受有缺口，暖烘烘的马桶座圈，那就先垫上一张纸。虚坐在马桶上，只会增加由于盆底肌收紧而导致膀胱不完全排空的风险。

如果你赶时间，需要快点儿排尿，也务必在排尿后再用力。若排尿还没有开始就先绷紧，有可能关闭尿液排出身体的阀门。耐心排尿肯定有好处。

你有石头吗？

你的身体有收集石头的爱好，无论是胆结石，还是涎石，甚至是脐结石（由皮肤油脂、毛发和角质堆积而成，而且很难从肚脐的褶皱处清除）。通常情况下，你身体的这种怪癖不会给你带来物质上的好处，相反，它只会给你带来绝望和痛苦。

肾结石是腹部产生的毫无价值的石头，是血液中的废物随着时间的推移结晶形成的产物。如果进入肾脏的水量达不到正常水平，磷酸盐、草酸盐、钙和胱氨酸就会结合在一起，硬化成团。随后，它会滞留在从肾脏到输尿管，再到膀胱的尿路褶皱和缝隙中。大多数情况下，肾结石并不发生在肾部。让那些到医院就诊的病人最痛苦的结石通常位于输尿管中。输尿管是将尿液从肾脏输送到膀胱的管道，非常细。事实证明，如果你没有摄入足够的水，它们也会储存石头。

输尿管中有结石会非常痛苦，原因是显而易见的。尖尖的石子卡在又紧又软的管子里，想必会痛苦难忍。尿路里的结石还会阻碍尿液从肾脏流出，这会导致输尿管壁像气球一样扩张，非常痛苦。

如果你的肚子里潜伏着这种恶毒的晶体，你至死都不会忘记它。遗憾的是，对大多数人来说，肾结石不像一次突如其来的糟糕邂逅，更像是一位有毒的前任，有可能在最不合适的时候重新出现在你的生活中。你可能无法完全消除患肾结石的风险，但你可以采取一些措施，降低这种风险。

自救妙招

这不是什么高深的科学，甚至不是神经科学，避免大多数肾结石形成的最简单方法是充分饮水。虽然我不建议预设饮水量，但是要确保你的尿液呈稻草色（而不是深黄色），嘴唇和嘴巴不干，皮肤饱满，不会感到口渴（如果锻炼或天气太热，为了安全起见，可以稍微加大饮水量）。水会稀释尿液，防止尿液中的化学物质结晶。同样值得注意的是，柠檬饮料中的柠檬酸盐也可能有助于防止结石的形成。

我说过草酸盐与肾结石的形成有关。因此，关键是要食用富含钙的食物（如乳制品、面包和蔬菜）。钙可以与肠道中的草酸盐结合，肾脏需要处理和排泄的草酸盐就会少一些。最终，这有助于降低尿液中草酸盐的水平，减少它与尿钙结合形成令人疼痛的结石的机会。同样，将盐的摄入量控制在最低限度，也可以帮助你从源头上杜绝问题。

如果你摄入过多的动物蛋白，并且过去有过结石，那么你可能需要减少红肉的摄入量。大量食用猪肉和牛肉会提高尿酸水平，增加肾结石的风险。此外，蛋白质过高的饮食会降低至关重要的柠檬酸盐的水平。你不需要杜绝红肉和高蛋白，但如果你容易得结石，那就把自己的红肉摄入目标限制在每天不超过 70 克。

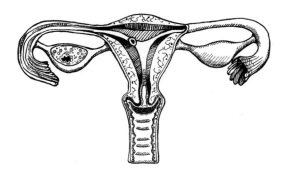

女性生殖器官

健康秘诀

　　胃灼热是反酸的另一种说法，指胃液向上流到喉咙带来的感受。这种感觉很不舒服，很讨厌，但好消息是，你可以通过减少甚至避免某些食物来减少发生这种情况的可能性。

- 洋葱富含可发酵纤维，吃过后容易打嗝，而打嗝会激起胃酸，导致胃酸逆流而上。
- 限制高脂肪食物的摄入，因为它们会刺激胆囊收缩素的释放。这会导致食道下括约肌放松，增加胃酸反流的风险。
- 小心辛辣的食物。这是因为它们通常含有辣椒素，辣椒素是一种减缓消化速度的化学物质，会使食物在胃里停留更长的时间，增加胃灼热的风险。

第 **12** 章

天黑请闭眼

睡眠是如何杀死你的

　　当我在从事医生这一职业第一年即将结束时，由于轮班的压力不断积累，加上迫在眉睫的研究生外科考试带来的焦虑，我在不知不觉间养成了凌晨 3 点起床的习惯。我的"睡眠"——如果你敢称之为睡眠的话——其实就是时间比较长的小睡，中间还会不时醒来。连续好几周，我都拒绝承认自己失眠了。我告诉自己，我不可能失眠。那不是我。

　　我可以抱怨糟糕的轮班模式和渗透家庭生活的工作承诺，但坦率地说，我并没有把睡眠当回事。我认为这是在一天快结束时才需要完成的任务。我的理念是"死后自会长眠"。这是一个没有科学依据的医生箴言，因为睡眠不足会让你早进坟墓。在提醒自己注意之后，我花了几个月的时间专门做"睡眠研究"，才发现了自己做得不对的地方，并最终纠正了一连串的错误。

睡眠的缺点

简单地说，睡眠是一个人全面健康的基础，包括心理健康和身体健康。它支撑着各种认知和身体表现。睡眠甚至超出了它的职责范围，还控制着你的免疫系统、伤口愈合、皮肤健康和外貌。不幸的是，你身体的电池容量和大多数智能手机一样有限。它需要在睡眠期间定期充电，如果电耗尽了，就会导致灾难性的后果。

遵循节律

你可能认为你是饿了就吃，渴了就喝，累了就睡。你可以控制这些事情，对吧？虽然你可能错误地以为你有很大的选择权，但这仅仅是一种假象。如果你的物质设备被剥夺，让你生活在一个没有人造光、闹钟和严格工作制度的世界里，那么发出睡眠、口渴、饥饿和各种其他生物信号的决定权将不属于你，而是属于掌控你的时间领主——体内生物钟，即视交叉上核。

位于大脑深处的这个小小的结构由 2 万个密集的神经元聚集而成，是你生命的起搏器。它不仅决定了你的身体行为，还决定了你每天的情感和情绪。身体里的这个节拍器对温度、黑暗和光线等方面的线索高度敏感，但是作为真正的控制监视器，它却藏在你的大脑深处，这是指示你睡觉和起床的装置。事实上，它还会告诉你的身体何时释放激素，甚至还会调节你的体温。

从心跳到排便，你的一切活动都受当天时间的影响。地球绕地轴的自转创造了光、温度和其他事物的昼夜交替，而你的生物过程则受制于这些过程。事实上，你身体里的所有细胞都有小的计时器，它们由大脑里的落地大摆钟控制。24 小时循环，叫作昼夜节律。任何对它的严重破坏都有可能影响你的寿命。你只需要一周不睡觉，就会知道忽视它可能对你没有什么好处。

尽管进化和生命有充分的理由使你成为昼夜节律的奴隶，但你和你的身体却抓住一切机会反抗它。你狂饮咖啡来抵抗睡意，把收音机开得震天响，然后摇下车窗来保持专注，而实际上你应该睡觉。万幸的是，你的前额皮质让你相信你所熟悉的这一套，你会想方设法摆脱"睡魔"。但是，无论你多么努力地战斗，胜利都是得不偿失的。你可能会赢，但是你要付出沉重的代价。打乱昼夜节律不仅会影响睡眠，还会影响你的代谢功能、情绪、身体的应激反应以及控制食欲、精力、甲状腺功能以及其他功能的各种激素。

光周期

我们越来越喜欢黑暗的空间。你心甘情愿地把自己关在家里、办公室和购物中心，像穴居人一样放弃了外面的生活。就这样，你让自己放弃了有助于你与昼夜节律保持同步的东西：阳光。

100 多年前，我们就知道视网膜上主要有两种光感受器——视杆细胞和视锥细胞。但是直到最近，我们才偶然发现眼睛有第三种光传感器。它是无形的，但对维持你的睡眠觉醒周期至关重要。没有它，你就会越来越跟不上时间的脚步，你的生活就会变得一团糟。这意味着即使失明，你的眼睛也仍然能设定你的体内生物钟。不幸的是，被眼科医生作为预防措施摘除眼球的人，可能会不知不觉地陷入一个有永久性时差的世界。

熠熠晨曦

几千年来，人类的睡眠和觉醒模式与大自然的黑暗和光明周期微妙地协调一致。你的 24 小时生物钟在手机屏幕、电视、卧室灯和路灯出现之前就已进化成功，用来让你和太阳的起落保持同步。现在，我们生活在一个科技时代。尽管它有诸多好处，但它也带来了不受欢迎的人造光干扰。因此，你的睡眠健康会受到影响。

为了让事情回到正轨，我想谈谈你早上需要做的第一件事。对于一个关于睡眠的章节来说，这似乎有些奇怪，但是请你满足我的这个愿望。唤醒你的主要触发因素之一是体温随着皮质醇的分泌而升高。由于皮质醇经常被说成应激激素，所以我们经常错误地将它妖魔化，并想办法避开它。事实上，如果在特定的时间（比如你醒来的时候）释放出特定量的皮质醇，它能让你集中精神，促进新陈代谢，将残留的睡眠尘埃一扫而空。由此可见，光是一种警觉增强剂，就像生物性浓缩咖啡一样。当然，早晨分泌皮质醇是很好，但如果你在晚上想睡个好觉的时候分泌皮质醇，那就不是什么好事了。

自救妙招

如果想让皮质醇在最佳时间闪亮登场，万无一失的方法是在醒来后的第一个小时内让自己暴露在明亮的光线或阳光下。即使是阴天，紫外线也能穿透云层，触发你眼睛里的神经元向体内生物钟（视交叉上核）发出信号，从而导致皮质醇激增。这不仅会唤醒你的大脑和身体的闹钟，还会为你设定一个计时器，让你在晚上入睡。此外，它会抑制褪黑素，同时冲洗腺苷系统，这两者会让你在白天精力充沛、夜晚感到疲倦。

最终，早晨的阳光不仅会给你带来最强的生理刺激，让你在早上醒来，而且对你在晚上入睡和保持睡眠方面也有很强的影响。

睡眠的神奇数字

人体就像耗电很快的充电电池，需要接通睡眠电源来更新其能量储备。

你需要 7 个小时的睡眠吗，还是 8 个小时？有证据表明要睡 9 个小时吗？遗憾的是，这里没有一个统一的答案。最简单的方法是，你的睡眠应该足以让你醒来时感觉神清气爽、头脑清醒。这取决于很多因素，比如你的年龄、基因和环境。事实上，"正常"的睡眠时间从 4 个小时到 11 个小时不等，但平均而言，大多数人的睡眠时间在 7~8 个小时。有些人甚至有 DEC2 基因突变，这种遗传变异使得他们即使每晚只睡四五个小时，其认知表现也和睡眠时间更长的人相差无几。

睡眠的几个阶段

为了计算出你需要多长的休息时间，有必要对睡眠期间发生了什么做一个基本了解。首先要认识到，当你打鼾时，大脑并没有停止工作，而是高度活跃。睡眠可分为 4 个阶段，实现身心恢复的关键在于让这些阶段达成微妙平衡。在每个阶段中，你会经历两个基本时相中的一个：一种是快速眼动睡眠，在这个时相下，大脑比较活跃，有可能做梦；另一种是更深、恢复效果更好的睡眠，叫作非快速眼动睡眠。

- 第一阶段是非快速眼动睡眠，持续 10 分钟，身体开始放松；在这个阶段，你很容易被唤醒。
- 第二阶段是非快速眼动睡眠，持续时间稍长，可达 25 分钟。你的心率逐渐减慢，但仍然被认为是浅睡眠。
- 第三阶段是非快速眼动睡眠，持续 40 分钟。这是一个关键的深度睡眠时相（慢波睡眠），是修复身体所需的，它决定了你醒来时的警觉程度和精神状态。
- 第四阶段开始于第一个快速眼动睡眠。这是另一个深度睡眠阶段，但你的大脑仍然非常活跃——和你醒着的时候差不多。在这个快速眼动睡眠时相，你可能会梦游、梦呓，做一个真实而生动的梦（包括噩梦）。

完成这 4 个阶段大约需要 90 分钟，一个晚上的睡眠会让你经历多达四五轮循环。随着周期的进展，非快速眼动和快速眼动的比例会发生变化。夜晚的前半段主要是更深、恢复效果更好的非快速眼动睡眠。接近黎明的时候，快速眼动睡眠开始占据主导地位。不管你什么时间上床睡觉，你都会从非快速眼动睡眠转向快速眼动睡眠，这发生在夜晚的特定时段，取决于你的昼夜节律。所以，如果你睡得越晚，你的快速眼动睡眠所占比例就会越大。深度非快速眼动睡眠减少后，你醒来时很可能会感到昏昏沉沉。当然，这只能怪你自己，除非你的工作是轮班制。

自救妙招

如果你发现你被闹钟吵醒了，那就该重新审视一下你的睡眠习惯了。要么是睡眠时间不够，要么是在闹钟响起之前的一段时间里，你的身体已经做好起床的准备，但是被你忽略了，从而进入了下一个睡眠周期。因此，这个周期被缩短了。如果闹钟响起时你恰好处于非快速眼动周期，这可能会令人沮丧，因为你没有自然地从这个深度睡眠时相中醒来。但是闹钟不在乎，它可能会扰乱这个对大脑休息和整理家务至关重要的深度睡眠阶段。如果你从这个阶段醒来，你会感到大脑昏沉，就像宿醉一样——这是睡眠惯性，因为促进警觉的激素还没有达到顶峰。实际上，你的大脑是被助推启动进入清醒状态的，而不是渐进式上升。系统受到的冲击会引发应激反应，可能导致你以高心率、高血压开始新的一天。

确定身体需要多少睡眠的最简单方法是确定你想要的起床时间，然后往回推算。这是为了在闹钟响起之前自然醒来，你可以通过调整睡眠时间来达到这个目的，比如早睡或晚睡。不过，一旦你已经建立了健康的睡眠模式，就尽量不要因为周末睡懒觉而破坏它。你的昼夜节律不知道周日是休息日，因此睡到上午 9~10 点会把它打乱。从本质上讲，你的身体会根据常规来预测它的日常活动。它试图通过严格的定时来保持效率，从新陈代谢到器官功能，甚至基因表达。

最后，如果你有一个好的睡眠模式，那么你甚至不需要闹钟。首先，你的身体讨厌这些该死的东西。闹钟会从生理层面上制造压力，而且非常刺耳。为了避免经常被闹铃赶下床，你的身体会增加调节睡眠觉醒周期的蛋白质，让你先一步醒来。它能做到高度精确，以至于使你在闹钟响起前几分钟，甚至几秒钟睁开双眼。如果是这样，那就说明你的睡眠规律已经走上正轨了。

睡眠时发生了什么?

深度睡眠中，你的潜意识大脑将一连串转瞬即逝的思维整合成长期记忆。在整理的同时，大脑的净化过程也在进行，将污垢清洗掉——既是字面意义上的，也是象征意义上的。一天下来，你的大脑积累了各种各样的畸形蛋白质和垃圾。睡眠时，大脑下班了，一波又一波的脑脊液将这些垃圾冲刷到内部废物处理装置——淋巴系统。如果任其累积，这些垃圾会导致痴呆等神经退行性疾病。

睡眠不断进化是因为它在多个方面有益于身心健康。这是一天中生长激素分泌达到顶峰，并刺激受损组织再生的时刻。它在增强免疫系统、巩固记忆和调节情绪方面起着至关重要的作用。

睡眠减少会导致应激激素的增加。这会增加皮肤表面的血液流动，导致眼睛下面较薄的皮肤出现浮肿和黑眼圈。你的血糖代谢也会受到影响，这会增加你患代谢问题、胰岛素抵抗和慢性心脏病的风险。

睡眠的障碍在于，你的身体需要你进入一种关闭警戒探测系统的假死状态。这会让你变成潜行觅食的老虎的一顿美餐。同时，你不能吃、不能喝、不能生育，这些都是你作为人类喜欢做的事情，也是生存的关键。如果睡眠没有发挥至关重要的作用，它就是进化所犯的最大错误。显然，它带来的诸多好处值得你冒着风险在黑夜里一动不动地躺着。

睡眠不足会怎么样？

1963 年，两个少年决定尝试长时间保持清醒。为了赢得当地的一项科学竞赛，兰迪·加德纳和布鲁斯·麦卡利斯特打算体验睡眠剥夺对认知和身体表现的影响。两个小伙子通过抛硬币决定实验鼠和观察者的角色。兰迪输了。

这个故事之所以能被载入怪诞医学史的史册，只有一个原因——当地媒体进行了报道。结果，兰迪的竞标计划引起了斯坦福大学睡眠研究人员威廉·德门特博士的注意。

在此之前的睡眠剥夺科学实验曾导致偏执、情绪不稳（情绪快速变化）和其他各种问题。死亡也是一个不可忽视的副作用。所以，当德门特提出和美国海军神经精神病研究中心的一名军官一起监督实验时，男孩们松了一口气。

为了让兰迪保持兴奋，研究小组和他一起玩弹球和篮球，不让他躺倒，甚至在他上厕所时也会和他说话，以免他偷偷打盹儿。最初的 24 个小时过得很顺利。但是第二天，兰迪在用触觉识别物体时遇到了困难。到了第三天，他变得暴躁起来，有些词语发音不清。第四天，他不停地出现记忆缺失，偶尔还会产生幻觉。第五天，幻觉的强度和频率都有所增加。

在接下来的 6 天里，兰迪的情绪一落千丈。他的语速开始变慢，而且含糊不清，经常语不成句。不过，他仍然能打乒乓球。在实验结束时，兰迪保持清醒的总时长达到 264.4 个小时，他面无表情，语调单一，但似乎没有严重的不良反应。他创造了新的世界纪录。

实验表明，在他保持清醒的漫长过程中，他大脑的部分区域基本上已经切换到了睡眠模式。在他之后有人打破了这项世界纪录，但值得注意的是，吉尼斯世界纪录已经不再接受这种高度危险性活动了。

睡眠时间安排

通常，很难确定体内生物钟紊乱是否会导致健康问题。无论答案是什么，保持你的身体的常规日循环可能是你为促进整体健康所能做的最好的零成本行为之一。你的身体里有一个生物钟，这似乎是又一个有趣的比喻，但事实上你的身体要求它像瑞士手表一样精确。

如果你每天早上 6 点起床，晚上 10 点睡觉，你的身体就会习惯这种睡眠模式。这意味着它确切地知道什么时候释放褪黑素等让你昏昏欲睡的激素。如果你打乱了这种睡眠模式，在外面待到凌晨 1 点，你的身体就会把这种延迟视为一种威胁。于是，大脑会释放应激激素来帮助你保持警觉，而不是让你断电。你的身体为生存而做出的努力最终会破坏你的睡眠质量和时长。只要尽可能结合现实情况遵守昼夜节律，睡眠就会成为一种必然，而不是一个惊喜。

朝九晚五的工作

和世界上大部分人一样，如果你每天上白班，早上要挣扎着起床，到了下午就会无精打采，此时你应该感谢福特汽车公司的创始人亨利·福特。在 20 世纪 20 年代，为了在他的工厂里建立超高效的生产线，福特确立了朝九晚五的工作制度。100 多年后，由于一场突如其来的疫情，人们不得不居家办公，这让我们越来越怀疑严格的工作制度是否明智。

考虑到你的身体的一个特定倾向，这个问题就更为突出——在一天里的某些特定阶段，你往往感到精力不济或者精力充沛。从生物学上讲，不同人的激素水平不同，有不同的释放时间表，体温波动的时间也不同。我一生中大部分时间都不喜欢早起。周日早上 7 点，我爸爸需要把我从床上拉起来，让我跟着那个斗志昂扬的游泳教练上游泳课。在工作日的早上，他同样要把我拖起来，因为学校很早就开始上课了。每次，我都要在昏暗的光线下穿衣服，感觉头一跳一跳的，胃也非常难受。这种在一天的特定时间里想睡觉（特别清醒）的倾向性被称为时间型。在很大程度上，它是由你的遗传基因和生物钟基因决定的，并控制着你的很多生理变化。

但是，整个社会并不是泾渭分明地分成百灵鸟型和猫头鹰型。在一个完整的昼夜偏好范围内，大多数人处于中间，朝一个方向或另一个方向倾斜。

夜里睡眠完成 1/2 的时间点是判断时间型的一个指标。这是一个重要的因素，决定了特定生物钟对日常行为的影响。例如，早起的人（百灵鸟型）可能会在早上感到更有活力，但在下午的后半段和傍晚会感到疲倦。还有一种是晚睡的人（猫头鹰型），他们早上觉得很累，晚上却精力充沛。在两者之间还有其他几种时间型。

关键问题是，你的时间型决定了褪黑素何时释放到身体系统，而这又决定了你的睡眠层次和睡眠觉醒周期。这很重要，因为在现代社会，猫头鹰型通常被认为是懒惰，我们往往对晚起的人评价不高。因为朝九晚五的工作制度，这些可怜的家伙必须努力对抗自己的生理特征，才能获得充足的睡眠。因为要面对这个难题，所以猫头鹰型出现健康问题的风险更高，也就不足为奇了。

值得注意的是，你对时间流逝的生理反应并不是一成不变的。大多数人年幼时都是百灵鸟型，在青春期逐渐变成猫头鹰型。他们甚至可能会经历像吸血鬼一样晚睡的阶段，然后在年老时回到早起的模式。到那时，晚上早早入睡就像一种幸福的解脱。

为了在独特性这方面进一步取悦你，你的生物钟是量身定制的。任何宿舍里都找不到昼夜节律完全相同的人，每个人的生物钟都和其他人略有不同。为什么呢？一种哨兵假说认为，这可能是出于祖先的某个进化目的。对于早期的人类部落来说，成员们的睡眠时间错开是有好处的，这样就总有人监视在附近徘徊的掠食者。最终，农业的兴起和利用早晨的时间进行生产的需要导致猫头鹰型被降至社会的下层。他们没有灭亡，而是被迫适应，然后忍受随之而来的健康问题。

自救妙招

有趣的是，在睡了一夜好觉醒来后，你仍然有可能觉得无精打采的，就像软塌塌的面条一样。虽然你的身体已经部署了某些保护措施，通过降低新陈代谢，提高抗利尿激素水平以保留尽可能多的水分，甚至降低核心体温，来防止可能带来危险的脱水，但在一夜仰卧（或蜷成一团）后，你仍然不可避免地轻度脱水了。即使是这种轻微的脱水也足以影响你早上的警觉性、注意力和情绪。要消除这种无精打采的状态，可以在早上喝一大杯水，补充水分。

最理想的做法是，我建议先不要看手机，而是先去拿杯子。从概率上讲，一睁开眼睛就看手机是不对的，因为浏览电子邮件、社交媒体和突发新闻，有可能让你在完全启动并开足马力之前，就被分心的事情、压力和通知所淹没。

在醒来之前，你的大脑从深度睡眠的 δ 波模式进入较浅的 θ 波模式。从表面上看，你的大脑会过渡到帮助你度过一天的 α 波，但在这个温和的调整期，它不需要知道你昨晚发的最后一条关于小猫的帖子一夜之间收到了多少个赞。这些事情可以等一下再做，你的大脑会感谢你的。让自己暴露在毫无疑问会主宰你一天的微小压力中，只会引发应激反应。实际上，为了你的健康着想，没有什么事情不能推迟到醒来后至少 30 分钟再做。在这段时间里，你可以喝杯水提提神。

除了润滑程度变低，你的葡萄糖电池组也将电量耗尽。夜间的禁食会降低你的血糖水平，让你变得易怒和疲惫。即使你不是一个"习惯吃早餐的人"，也可以来一点儿水果，以恢复精力，提高警觉性。

最后，为了缓和僵硬的四肢，消除一夜之间在关节中积累的铁锈，你可以做一些轻快的活动，比如快步走，甚至是动态拉伸，帮助你摆脱睡眠恶魔，为这一天做好准备。

夜班

生物钟发生变化，不仅会让人夜晚难以入睡或早上难以醒来，还会有其他重大影响。最极端的影响出现在白天和黑夜颠倒的夜班人群中。研究已经得出的结论表明，夜班人群（例如医疗专业人员、工厂工人和跨越时区的空乘人员）患各种癌症、代谢疾病、精神健康问题，甚至心血管疾病的风险要高得多。事实上，即使你的昼夜节律发生一个小时的微小变化，也会对健康有害——这也是取消夏令时的另一个原因。

作为一名经常上夜班的人，我可以证明，一想到周四凌晨 3 点上四班制的三班所带来的睡眠失调，我的身体就会笼罩着沉重的压抑感。在夜班工作这段时间中你的认知功能和情绪处于一天 24 个小时的最低点，这个时段为凌晨 3~5 点。下班后，你会强迫身体在一个不利于睡眠的阶段休息，这只会加剧疲劳和睡眠障碍。对任何人来说，这都是一个挑战，需要考虑如何建立对你有用的策略和日程安排。

自救妙招

说到在别人都上床睡觉的时候工作，第一个解决办法是在夜班开始之前尽量减少你的睡眠债。为什么呢？因为在第一个晚上，你可能特别想睡觉，也很难有上佳的表现。实际上，如果在夜班前的早晨不受限制、不受干扰地睡个懒觉，就可以解决这个问题。这意味着没有固定的起床时间，也没有闹钟。幸福啊！你甚至可以在下午打个盹儿，这可以帮助你利用下午 2~6 点"由昼夜节律导致的精力下降"阶段。

很多轮班族使用的主要武器是咖啡因（咖啡中的一种兴奋剂）。不过，我个人反对这种做法。为什么呢？总的来说，如果你在快下夜班的时候摄入咖啡因，就有可能影响你白天的睡眠，而白天的睡眠本来就会受到顽强不屈的光照和噪声的影响，而且，你还要与你的生物钟进行斗争。

所有生物过程都遵从昼夜节律，包括消化。在睡眠阶段，你的胰岛素和葡萄糖的分泌、肝功能、肠蠕动、肠功能和胃排空等都会下降，持续上夜班时也是如此。

总之，你不能指望身体在短期内"习惯"天黑后工作。长途航班的乘客会告诉你需要几天的时间来适应。所以，最重要的是在轮班之间尽可能睡好，以减少睡眠债和疲劳。关键策略包括在下班回家的路上避免强光（可以考虑戴上太阳镜），在卧室里创造一个黑暗的环境，在白天模拟夜晚。戴耳塞可以把白天的噪声降至最低，这也有助于减少睡眠中断。

在完成夜班工作或长途旅行后试图重置你的生物钟，尽快恢复正常的睡眠模式是明智之举。有两个方法可以实现这一目的。首先，利用自然光信号来通知你的生物钟，反抗活动该结束了。这可能意味着你应该在日出和日落时走出去。还可以考虑在白天小睡大约 90 分钟（一个完整的睡眠周期），这将有助于轻松度过白天的最后一段时间，然后在一个惬意的时间上床睡觉。

睡眠问题

异态睡眠

睡觉时，你的身体会频繁地抢夺权力，迫使你做出一些奇特而危险的行为。异态睡眠被认为是一种睡眠障碍，这引发了一个问题，即患者是否应该为他们不知情的行为负责。

异态睡眠谱系的良性端包括梦呓等行为。梦游似乎是无害的，但是有很大的受伤风险。与你可能听到的观点相反，最妥当的做法是叫醒梦游者，以免他们从楼梯上摔下来或在梦游过程中遇到任何危险。睡眠性交症患者会在睡梦中发生性行为。在极少数情况下，患者醒来后发现他们杀人的噩梦竟然是真的。虽然大多数常见的异态睡眠是无害的，通常是嘟囔一些关于松饼和虎皮鹦鹉的废话，但它们表明睡眠和清醒之间的界线十分微妙。

一般来说，异态睡眠发生在快速眼动睡眠阶段。在这个阶段，大脑向肌肉发出信号，让它们模仿你梦中的动作。幸运的是，你的大脑通常会向肌肉发出有安全保障的信号，可以通过麻痹身体的大部分肌肉来阻止你进行真正的动作，只有隔膜不会被这套机制锁死。隔膜指耳朵里的小肌肉和转动眼睛的那些肌肉。但是，如果有快速眼动睡眠期行为障碍，正常的快速眼动期间的肌肉麻痹就无法发挥作用，这会导致所有肌肉的运动都不受限制，因此睡眠者可能对自己和他人构成危险。

睡眠麻痹

每天晚上，你的身体都会经历一种自然的自我麻醉。这是为了保证你的安全和健康……除非你知道发生了什么。我第一次经历睡眠麻痹是在医学院期末考试的前一周。凌晨 2 点，我的眼睛睁开了，但身体僵住了。不知是单纯因为恐惧，还是因为几个小时前看的恐怖电影的影响，我甚至看到一个模糊的人影潜伏在卧室的角落里。不用说，这是一个非常令人不安的时刻。值得庆幸的是，随后我又一觉睡到了天亮。

纵观历史，人们将睡眠麻痹描述为一种可怕的经历，还说有人、重物、外星人或恶魔压在胸口。

你可能也经历过这种大脑故障。脑干中的脑桥控制着睡眠觉醒周期。它的任务是向你的脊髓发送化学物质和信号，暂时麻痹你的肌肉，阻止你把逃离巨型奶酪球的可怕噩梦变成真实的行动。

遗憾的是，即使你想醒过来，脑桥也不一定不再发送使你的肌肉处于麻痹状态的化学物质，这会让你处于恍若做梦的半清醒状态，让你的脑海中出现幻觉。只是你的身体无法动弹，就像噩梦成真了一样。

睡眠呼吸暂停

睡觉时，颈部和喉咙的冲突会导致打鼾。虽然不是每个人都有这种被称为阻塞性睡眠呼吸暂停的结构障碍，但全世界有数百万人受到了影响，一夜之间会多次停止呼吸。

喉咙和上呼吸道一旦有物质堵塞，就无法发挥作用。你醒着的时候，管道是打开的，便于呼吸和吞咽。当你躺下睡觉时，管道周围的肌肉会放松，而舌头、软腭等扩张，进一步压迫管道下部，干扰空气的流动。因此，管道可能会堵塞。

设计上的这个错误会影响患者，让他们在夜晚无法恢复精神、频繁窒息，导致第二天疲惫不堪、精神错乱。他们也可能打鼾，这实际上是空气通过堵塞点的声音。雪上加霜的是，这意味着在听力所及的距离内，所有人都有可能被剥夺睡眠，而睡眠被剥夺会引发烦躁和不理智等症状。

打鼾的一个明显原因是腺样体（即咽扁桃体）肿大，这可以通过外科手术有效地补救。体重过重也是一个原因，体重过重会导致喉咙和胸部周围的脂肪过多，进而导致呼吸困难，解决办法是制订合理的减肥计划。毫无疑问，衰老导致的退化也是其中一个原因。当退化影响到喉咙时，"睡眠交响曲"就开始了。

从结构上讲，颈部是一个构思拙劣的构造。在这个房间里，各种固定设施紧密地挤在一起。在某种程度上，这是你为硕大的脑袋和复杂的语言能力付出的代价。由于剩余空间很少，你只能接受口腔很小、舌头成直角弯曲等事实。阻塞性睡眠呼吸暂停是兼具字面意义和比喻意义的"如鲠在喉"，与此同时，也许它是你作为人类付出的代价。

自救妙招

睡眠是生活中不可缺少的一部分。即使负隅顽抗，也无法长时间抵抗睡意的侵袭。你很有可能到了晚上就会高兴地上床睡觉，但你怎么能确保你将享受高质量的睡眠，而不做噩梦呢？似乎你只能听天由命，但实际上，你有很多方法可以保证自己睡个好觉。

• 小心咖啡因

咖啡中的主要活性成分——咖啡因是许多人提高精神状态的首选精神药物。至少咖啡因是这样卖给我们的。事实上，它应该被视为一种抗睡眠剂，而不是提高警觉性的手段。它似乎只能让你精神振奋。

从你醒来的那一刻起，你的身体就开始积累睡眠压力。这是一种无形的力量，使你在一天中逐渐感到疲倦。你的细胞和组织以腺苷三磷酸（ATP）的形式燃烧能量。细胞燃烧这种生物火种，会产生副产物腺苷二磷酸（ADP），它与大脑中的感受器结合，让你昏昏欲睡。

咖啡因的结构与腺苷相似，因此它可以通过潜入腺苷结合点来欺骗你的身体。实际上，当腺苷让你的身体为休息做准备时，咖啡因会起到干扰作用，从而让你感到不再困倦。出于报复，腺苷继续增加并悄悄地积累。所以，当咖啡因最终被代谢掉后,腺苷分子就会一拥而上,占据本应属于它们的感受器,于是疲劳感以泰山压顶之势向你袭来。从这个角度来看,你可以认为咖啡因是推迟睡眠的一种手段,但最终你必须偿还这笔债务,还要附上利息。

如果你必须靠喝咖啡来维持身体机能,那么把喝最后一杯咖啡的时间限定在下午 2 点之前。过了这个时间再喝咖啡,就可能导致睡眠压力的积累不足以驱动身体的睡眠冲动。最终,这会形成恶性循环:睡眠剥夺导致早上醒来时警觉性差,而警觉性差又进一步促使你一整天都需要喝更多的咖啡,如此循环往复。

咖啡因有一个隐患:它既是一种补救睡眠不足的后果的工具,也是一种补偿咖啡因导致的糟糕睡眠的工具。它像一种制造问题后能掩盖痕迹的物质。

· 揭开小睡的面纱

在孟买闷热的天气里,午后小睡是我童年生活中的一个保留节目。后来我才知道,我喜欢午睡不是因为潮湿和炎热,而是因为生理原因。人类的身体就是为这种小睡设计的,它就像一个压力阀,可以释放日常生活的压力。小睡时,你的血压和心率下降,同时免疫系统加强。研究甚至表明,小睡有助于提高记忆力和认知能力。

但是,小睡的最佳时长是多少呢?在白天小睡时,睡多长时间既对身体有好处，又能让社会接受呢？小睡 20 分钟，会有一些明显的好处。这么长的时间足够让你的大脑进入重置模式，让你有恢复活力的感觉。此外，你不太可能进入更深的慢波睡眠阶段，否则在睡醒后，你可能产生"睡眠宿醉"的感觉。

与短时间的小睡相比，长时间的睡眠，比如 90 分钟（这是我的偏好），可以让你有更好的表现，还能减少困倦。在完成一个完整的睡眠周期（包括快速眼动和非快速眼动阶段）之后，你的程序性记忆和情绪记忆都会得到改善。准确地说，90 分钟的午睡涵盖了整个睡眠周期，所以你应该会从较浅的阶段醒来，从而完全避免睡眠惯性的困扰。

一般来说，假设你在晚上 10 点或 11 点上床睡觉，那么下午 4 点以后就不要小睡，以尽量减少对睡眠驱动力的影响。

· 建立快餐观念

你吃的食物种类以及用餐时间，都会影响你的睡眠质量。高脂肪的食物（比如奶酪），或者睡前吃得太多，会增加消化不良和胃酸反流的概率。这些因素的结合可能会扰乱睡眠周期，从而导致难以忘记的噩梦。根据我个人对这一主题的研究，这就是奶酪导致噩梦这个奇怪现象背后的科学。

通常，你的胃需要大约 90 分钟才能将 50% 的内容物排入小肠。如果在这之前就上床睡觉，那么由于肠道活动，你可能很难入睡。

• 远离安眠药和酒精

安眠药通过促进神经递质 γ-氨基丁酸（GABA）的产生来发挥作用，有助于平复大脑中神经元的活动。酒精也有类似的效果，但问题是它们都是镇静剂。虽然它们可以促进睡眠，但有证据表明，它们可能会限制恢复阶段的深层脑电波，导致第二天早上感到昏昏沉沉。值得一提的是，酒精会针对性地扰乱快速眼动睡眠，这一点可以添加到与饮酒相关的健康风险清单中。

不过，我在医院给病人开过安眠药。不出所料，刺耳的哔哔声和闪烁的报警灯表明病人的睡眠模式很糟糕。然而，这是大多数情况下解决暂时性障碍的短期方案。病人出院回家后，睡眠一般会改善。简而言之，安眠药不是长久之计，它们只是用来掩盖问题的。

• 放松

白天，你的身体是一辆在高速公路上飞驰的汽车。完成旅程后，你自然会缓缓减速，然后停车。如果在高速飞驰时猛地停车，就可能造成混乱。你的睡眠也是如此。

在准备上床睡觉时，你必须让脉搏、血压、呼吸和精神状态都松弛下来。因此，除了避免晚上锻炼外，还要避免观看那些声音很吵、画面很刺激、让肾上腺素飙升的电影。焦虑、精力充沛或思绪奔涌都不是理想的睡前状态，因为这会影响你的睡眠诱导（你入睡所需的时间）。从本质上讲，你的大脑和身体在停车过夜之前的"刹车"需要更长的时间。

在睡前一两个小时有意识地让自己放松。调低房间的灯光强度，同时尽量减少看屏幕和电视的时间。可以考虑加入一些轻度呼吸练习来有意识地放慢你的心跳和呼吸。看书也是让你在进入晚上的睡眠车库之前，降挡减速的一个有效方法。

• **睡眠模式**

并非所有的光照都对你的生物钟有益。如果你习惯在晚上睡觉时把手机放在手边，那么手机屏幕发出的光可能会对你产生破坏性的影响。这是由于你的眼睛和大脑在生物特征方面有一种特殊的不对称性。是的，早上你需要大量光子来唤醒你，但在晚上，即使是一点儿人造光也会扰乱你的昼夜节律。

并没有硬性规定告诉你在睡前什么时候应该放下手机。你不是孩子了，我也不想给你定一个不切实际或不合理的时间。只是你要知道，天黑后用手机浏览坏消息会刺激你

的大脑，还有可能增加你的焦虑水平。再加上刺激眼球的
人造光，注定会失眠。

　　总之，如果一想到要在睡觉之前提前 1 个小时让手机
先睡觉，你就深感恐惧，那么在努力改善睡眠健康之前，
也许你需要回顾一下你与科技的关系。

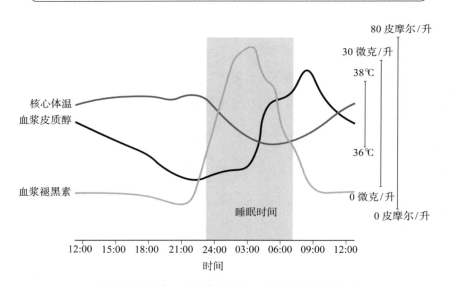

睡眠与皮质醇、褪黑素和体温之间的正常同步关系

健康秘诀

　　成熟香蕉和未成熟香蕉对健康的益处不同。以下是如

何从你最喜欢的水果中获取最佳营养的方法：

- 青香蕉和未成熟的香蕉中，抗性淀粉的含量很高。抗性淀粉是一种像纤维一样的碳水化合物，是你的肠道喜欢吃的益生元。
- 更重要的是，香蕉越青，血糖指数越低。这意味着你的身体需要更长的时间才能把它分解成葡萄糖，所以能量释放的过程更慢，更渐进。
- 成熟的黄色香蕉更容易消化。这是因为随着时间的推移，更多的淀粉转化为简单的碳水化合物。
- 棕色或过熟的香蕉可能对某些人没有吸引力，但由于叶绿素的分解，它的抗氧化剂含量更高。

第 13 章

一场与微生物的隐秘战争

免疫系统不好惹

这是人类版本的反恶意软件。从生物学的角度来看，免疫系统在你的一生中会不断更新，从相互作用中学习，并且会自动恢复活力。这是一段旨在保护你免受各种威胁的关键代码。令人沮丧的是，它经常出错。

你属于病态物种。与其他生物相比，人类患鼻塞、感冒和流感的频率要高得多，而这只是轻微问题。你还会受到无数其他疾病和感染的折磨，包括从排气管狂泻而出的剧烈腹泻和危及生命、因花生致死的过敏。

许多困扰你的疾病都可以直接归因于免疫系统的故障。总的来说，它表现不错，只是它经常承受超出自己能力范围的责任。因此，它有时会突然失控，自己攻击自己。

公平地说，人类从未帮助过自己的免疫系统。我们让自己置身于人口密集、污秽不堪的城市环境中。千百年以来，我们既不了解也不关心简单的卫生知识，在不知不觉中用致病菌、恶性病毒和吸吮生命的寄生虫酿造了一杯恶毒的鸡尾酒。我们要感谢卫生学领域的几位先驱，以及显微镜和现代消化道仪器的发明，人类文明才能走到今天。

隐秘的战争

此时此刻，一场冲突正在肆虐，而且发生在你的身体里。一支由微型超级士兵组成的军队警惕地等待着，有的在你身体的每一个缝隙里巡逻，寻找危险因素，有的则像敢死队员一样，一头冲进战场。它们是友军，站在你这边，隶属于免疫系统。从你出生起，它就为你服务：永远在那里看守着你。但真正的问题是：谁看守这些看守人？

尽管免疫系统一直兢兢业业地工作，但是它也接到过一些吃力不讨好的命令。它率领细胞大军，努力保护你免受细菌和病毒的攻击。没有它，你就会死，但是，一旦它犯了微不足道的小错误，让你患上轻微感冒或花粉过敏，你就会抱怨自己身体不适，好像自己身体里防御这些东西的机制是不可信的。

除了极少数例外情况，免疫系统从不玩忽职守。不过，它很容易崩溃，经常有自我毁灭的行为，而你会受到附带伤害。它经常错失目标并攻击自己的细胞，导致自身免疫性疾病。它甚至对猫毛等无害颗粒反应过度，从而引发可能危及生命的紧急情况。甚至，偶尔它会忽略可能癌变的异常细胞。

新兵训练营

你的身体每天都会接触到大量的外来物质。即便如此，我们还没有完全弄清楚你的身体如何确定有害和无害的外部因素之间的区别。但是，我们知道你的免疫系统在子宫里和婴幼儿阶段接受了一些初始训练。

当你的生命处于迅速成长的胚胎阶段时，会发生一些令人难以置信的科幻小说式和有点儿反乌托邦的事情，这个过程被称为克隆清除。新生的胚胎免疫细胞会接触一些蛋白质。如果免疫细胞对这些物质产生不必要的反应，就不能通过测试。它们会被毫不留情地从免疫系统中永久性删除，因为免疫系统只攻击外来入侵者。

你一出生就被推入这个不干净的世界，你的免疫系统必须找出真正的敌人。奇怪的是，它实现这个目标的唯一途径是通过亲身体验。这就是孩子们不断生病的原因，因为他们仍然在积累他们的免疫能力，以及病毒和其他微生物的数据。

锁定目标，子弹上膛

免疫系统由两个兵种组成。第一个兵种叫作固有免疫应答。这是一道有效的屏障，包括皮肤和消化道内壁。两者都是身体的前线，可以阻止感染因子进入你的身体。

为了支持这些步兵，你的身体会调用最先进的武器，代号是吞噬作用。它指的是一些细胞可以产生干扰素，吞噬细菌。干扰素是一个奇特的、带有科幻感的名称，这是一种至关重要的蛋白质，可以限制被病毒感染的细胞的复制。不过，尽管固有免疫应答很复杂，但它采用的是一种霰弹枪式防御方式。利用这种粗糙的方式处理感知到的威胁，会导致目标尚未明确就激活了快速炎症反应。所以，虽然病原体会死亡，但是在遭到简单感染或过敏性皮疹的攻击时，你也有可能受到附带伤害，比如全身性炎症。不过，固有免疫系统并不总能阻止这种攻击，这就是它需要支援的原因。

适应性免疫应答主要由一小群训练有素的淋巴细胞负责。组成这支特种作战小队的白细胞来自两个训练营，或者说"谱系"：骨髓依赖性淋巴细胞（B细胞）和胸腺依赖性淋巴细胞（T细胞）。B细胞是老兵，专门产生特异性免疫球蛋白，本质上是检测入侵病原体并消除威胁的抗体。抗体可以直接与入侵病原体结合，也可以与它们产生的毒素结合，从而消除威胁。它们偶尔也会标记微生物，以便固有免疫系统的巡逻部队消灭它们。

至于T细胞，这些家伙发疯了。这些鲁莽的敢死队士兵会摧毁癌细胞，甚至会毫不留情地杀死被病毒感染的细胞。此外，还有辅助性T细胞，它们可以帮助B细胞和杀伤T细胞完成它们的工作。

B细胞产生的抗体会在血液中存留多年，以防曾经被击退的敌人再次发动攻击。虽然大多数杀伤T细胞一旦履行合同就会死亡，但有些T细胞会像雇佣兵一样留下来，因为它们记得如何针对特定的病原体。这些家伙时刻准备着，一旦被召唤，它们的杀戮功能就会被重新激活，然后它们就会杀回前线。如果它们是真正的人类，那么毫无疑问它们会出现在电视生存节目中。

试射武器

适应性免疫系统几乎不会遗忘。因此，随着不断接触病原体，免疫应答会越变越强、越变越快。值得庆幸的是，这也意味着一些感染，比如麻疹，你通常只会感染一次。至关重要的是，接种疫苗就是要利用这种适应性免疫系统。

让你的身体接触病原体的某些成分而不让你感染或生病，就会激发你的免疫系统进入一场模拟战斗。这会让它熟悉敌人的面孔，为真正的战争做好准备。

尽管这个聪明的适应性系统可以保护我们免受重大感染（尤其是死亡），但它也有反应过度的倾向，导致包括胰岛素依赖型糖尿病、乳糜泻在内的多种自身免疫性疾病。在过去的几十年里，这类健康问题出现了过度增长，这与抗生素使用的增加以及饮食多样化程度降低、加工程度更高有关。

自救妙招

"增强"免疫系统是一个容易被误解的概念。它似乎是一个好主意，但过度活跃的免疫系统会导致过敏或自身免疫性疾病（例如多发性硬化症）等问题。相反，你真正应该做的是优化现有系统。但做些什么才能真的有作用呢？

首先，少接触一些不好的东西，实际上可能是一件好事。当你与另一个人接吻时，不仅你们的舌头交缠在一起，你们还会交换大约 8 000 万个细菌。用你的多力多滋薯片蘸两次公用的墨西哥莎莎酱，就会发生细菌交换过程，站在某人旁边和他说话也会有同样的效果。这应该能让你消除疑虑，不过你仍然不能偷吃我的薯片。

我不打算一一说明健康均衡的饮食对免疫系统的所有好处。这些你都听说过，毫无疑问，你只是想安静地吃点儿东西。但是，有一种食物可以产生很大的影响，而西方世界的大多数人都吃得不够。纤维不仅能促进肠道内帮助分解食物的微生物，还能训练你的免疫系统抵抗感染。这些肠道微生物不仅是抵御疾病的主要屏障，还会产生重要的微量营养素，如维生素 K，它会支持免疫系统有效运作。燕麦、全谷物、烤豆、苹果和香蕉都富含纤维，所以即使为了达到建议的每天 30 克纤维摄入量，也没有必要掏光家底去购买枸杞和奇亚籽。

此外，颜色鲜艳的食物，如柑橘类水果、紫甘蓝、辣椒和浆果，含有大量类黄酮。这些基于植物的化合物可以帮助你对抗疾病和炎症。

将饮食健康与合理的日常锻炼和良好的睡眠习惯相结合，对你的免疫系统有益。最后，你必须少喝酒。酒精会抑制你的防御能力，减少肠道中有益微生物的数量。

最终，这些生活方式的改变都需要你付出非常多的努力。那么，有没有捷径呢？

我们以维生素C为例。它与许多重要的身体功能有关，包括白细胞的产生和活性。因此，维生素C缺乏会严重损害我们抵抗感染的能力。但是，富裕国家的大多数人都是从饮食中获得所需的维生素C。一个猕猴桃含有的维生素C就超过了英国国家医疗服务体系（NHS）每日推荐摄入量。但我们的身体不能储存维生素C，多余的维生素C最终就会被冲入厕所（就像你花在补充剂上的钱一样）。虽然没有多少证据表明服用维生素C补充剂会阻止你生病，但如果你感冒了，定期服用维生素C是可以缩短感冒持续的时间的，尽管只会缩短8%左右。换句话说，如果感冒持续5天，那么你流鼻涕的时间会减少大约10个小时。想想看能省下多少纸巾。

但是，在吞下一整管维生素C片之前，你必须清楚它会导致一些严重的健康问题，比如腹泻、恶心和肾结石。因此，建议每天的摄入量不要超过2 000毫克。

有的维生素C补充剂搭配另一种微量营养素。锌是一种矿物质，可以帮助我们的细胞士兵结合并攻击受感染的细胞。如果在出现感冒症状的最初24个小时内服用锌补充剂，它真的会对感染持续时间和严重程度产生很大的影响。每天服用一定量的锌可以使感冒的恢复速度提高3倍，打喷嚏减少 22%，咳嗽减少 50%。但是，将锌和维生素 C 一起服用的橙色泡腾片并不能达到效果：锌补充剂只有在作为含片放到舌根处含服时才真正有效。问题是，你必须摄入相当多的锌才会起作用（每天大约 80 毫克），这比大多数补充剂的含量要多得多（也是你每日推荐摄入量的 10 倍）。更重要的是，摄入超过 80 毫克的锌会导致问题，包括消化问题和铜缺乏症（会导致贫血和白细胞总数减少，这与你的初衷背道而驰）。

维生素 C 和锌作为治疗感冒的万灵药已经在市场上卖了几十年了，但这个领域还有一个新产品：维生素 D。实际上，它不是维生素，而是一种促进体内钙吸收的激素。它还与平衡我们的免疫系统有关，帮助我们的细胞士兵抵抗感染，同时减少炎症和发展自身免疫性疾病的可能性。尽管如此，全球仍有近 10 亿人没有足够的维生素 D。与大多数维生素不同，我们从饮食中（从油性鱼类、红肉、鸡蛋和麦片等强化食品）摄入的维生素 D 只占每日所需量的 10%。维生素 D 的最大来源是阳光。

任何曾经在远离赤道的国家度过冬天的人，都知道为什么这是一个问题。例如，在冬日里的英国，太阳的紫外线辐射不足以满足我们的身体对维生素 D 的需要。因此，NHS 建议在每年 10 月至次年 3 月期间每天服用 10 微克的维生素D补充剂。如果你的皮肤较黑，这一点尤其重要，因为黑色素会阻止本来就很少的紫外线到达它需要到达的地方。

和其他维生素一样，维生素D也会有过犹不及的问题——过量摄入维生素D会导致体内钙沉积的问题，从而削弱骨骼，损害肾脏和心脏。好消息是，如果你坚持每天维生素D的摄入量少于 100 微克（每日推荐量的 10 倍），就不太可能出现任何问题。

抗生素引发的灾难

亚历山大·弗莱明在 20 世纪 20 年代末发明的青霉素，以及随后几十年里出现的一系列抗生素，肯定是现代医学最伟大的成就之一。不过，它也会带来问题。毫无疑问，抗生素使用得当可以挽救生命，但过度使用会促进超级细菌的进化。它还会扰乱体内生态的自然和谐，导致自身免疫问题的演变。那么，会不会是这个医学奇迹导致了我们的衰落呢？后抗生素时代的灾难正在悄然逼近。简单的伤口也有可能致命。现代世界如此复杂，我们是如何让自己走到这一步的，我们能做些什么？

坦率地说，答案源于无知。我们对抗生素的宝贵一无所知。我们把它们像糖果一样分发出去，无意中给了细菌进化和产生抗药性的机会。这是因为当细菌接触抗生素后，那些发生突变的细菌往往能逃避这种有针对性的攻击，还有可能繁殖出一群超级耐药的细菌。并不是只有人类才能发起这种耐药运动，我们还在动物饲料和饮水中使用抗生素，以防止牲畜疾病暴发……你可以看到事情将如何演变。按照后抗生素时间表——让我们称之为很有可能发生的最坏的情况，每年耐药感染会导致 1 000 万人死亡。在这个世界里，化疗是不安全的，简单的手术也风险太大，肺炎可能势不可当。

我们和细菌之间的仇怨已经有一些年头了，但实际上这些古老的生物比我们存在的时间要长得多。考虑到肠道健康，你可能会说是它们让我们有了现在的这些机能。大多数时候，我们与它们和平共处，但我们使用的商业抗生素是不分黑白、无差别攻击的。它们可能杀死了坏细菌，但它们也破坏了肠道微生物组中的许多有益菌，而这些细菌的存在会让沙门菌、弯曲杆菌、艰难梭菌等更有害的细菌没有生存空间。

值得庆幸的是，我们有办法解决这个迫在眉睫的抗生素危机。科学的进步意味着我们可以集中精力研究如何让它们不引起抗药性，而自然界也给了我们希望。一种叫作噬菌体的病毒有可能成为我们的救星。它们是世界上数量最多的生物，对人类无害，能侵入其他细菌，然后繁殖并有效地消灭它们。真菌是有希望解决抗生素危机的另一个候选者，因为我们知道一些真菌会产生能杀死细菌的化学物质。我们把很大希望寄托在这些发展上，因为没有它们，我们很可能以失败告终。

我并不是建议彻底停止使用抗生素。但我们确实需要更聪明地选择何时，以及如何使用它们。例如，抗生素是用来治疗细菌性疾病的，对病毒性疾病（如感冒和流感）毫无作用，然而在世界上一些大量使用抗生素的地方，它被认为是第一道防线。目前，战争仍在继续。细菌和抗生素之间的军备竞赛愈演愈烈。最终会有什么样的结局还不好说……我们只能希望是一个圆满的结局。

阴谋破坏者

当免疫系统失控时，会发生什么？当本该守卫自己的士兵反过来攻击自己的身体时，到底是什么感觉？这是自身免疫性疾病的本质，它发生的频率高于很多人的认识。

这是一个任务失败的完美例子。自身免疫性疾病有点儿像放任一群热衷于吃糖的幼儿去洗碗。它们会全身心地投入任务中，结果所有的碗都被打碎了。当健康宿主体内的智能免疫系统失灵时，它就会引发炎症反应，其结果是对健康组织造成损害。自身免疫性疾病，如红斑狼疮或炎症性肠病（如克罗恩病或溃疡性结肠炎），就是一个值得关注的例子。失控的免疫系统会将正常的身体细胞识别为外来细胞，并对它们发起攻击。于是，这个对抗疾病的系统成为导致疾病的原因。

从医学的角度来看，治疗自身免疫性疾病是一件令人沮丧的事。为什么呢？因为身体里没有明确需要切除的肿瘤，没有需要利用抗生素灭杀的细菌，也没有需要利用抗体抑制的病毒。坏人就是你自己。这是友军误伤的一个极端例子。通常，当你的身体攻击自己（你）时，唯一的应对办法就是抑制整个免疫系统。结果就是你的感染风险变得更高。有时，治疗和疾病本身一样糟糕。

　　这种奇怪而无情的自我破坏还有残酷的一面：自身免疫性疾病对女性的影响远比对男性的影响大。更重要的是，由于症状的长期性，患者经常同时还会发生抑郁症和其他心理健康问题。我真希望我能告诉你们这是进化过程中的某种权衡，也就是说，自身免疫性疾病有一些好处，但是，并没有。它就是免疫系统的一个错误。我们只能希望，随着医学的发展，这种故障将成为过去。

飞机上的花生

　　你的免疫系统是一个强大的有恢复能力的防御系统，但它有时会得"公主病"：碰到一些无害的东西，比如花粉或麸质，它可能会不理性地认为自己不喜欢这些东西。

　　一般来说，过敏可能不会像一些自身免疫性疾病那样改变你的生活。但它们确实有共同点：两者都表明你的免疫系统出了故障，功能异常。从常识和医学的角度来看，过敏没有任何道理。你的身体竟然因为一种无害的物质而触发有可能杀死你的强烈免疫反应。是反应过度？你可以这么说。

　　现在，似乎每个人都对某种东西过敏。不幸的是，并不是所有的过敏都是一样的。你可能对某种食物有一种无害的不耐受，从而导致口腔刺痛或舌头发痒。你也有可能发生严重的坚果过敏，出现全面的、危及生命的过敏反应。

我们是不是太干净了？

　　在 20 世纪，我们开始意识到并非所有的微生物都是有害的。大多数微生物是无害的。事实上，很多是有益的。这一观点引发了"卫生假说"：把我们和孩子与各种微生物隔离开来的洁净环境，可能会对免疫系统产生负面影响。

现在，我们知道这个假说并不能解释所有问题。我们需要不那么卫生的想法本质上是错误的。实际上，放宽卫生标准是一种倒退。首先，讲卫生会使游乐场上的磕磕碰碰变少，而从这些磕碰中学习会让你的免疫系统变得坚强。但是作为一个孩子，生活中遇到的所有小事，无论在泥土里玩耍、在朋友家过夜，还是把掉在厨房地上的食物捡起来吃掉，都能使你正在发育的免疫系统受益。现在，这样的机会越来越少，已经准备就绪但相对而言还没有经过检验的免疫系统很可能会乱开枪。解决办法就是理智一点儿。走出去，接触其他人，享受生活。不过，该洗手时还是要洗手，轻微鼻塞时不要大量服用抗生素，尽量不要睡在狗的排泄物里。

自救妙招

在细胞层面上，你可能无法影响你的免疫系统终生参与的这场战役。不过，你可以通过加强你的第一道防线来参与这场大战。

你的身体到处都是各种各样的孔洞和裂缝。病毒、细菌等病原体可以利用黑暗、潮湿和你的黏性表面在更大的范围内造成混乱。其中一些物质会利用你的鼻子、喉咙、肺部，甚至肠道的黏膜，引发咳嗽、打喷嚏和腹泻。在这个过程中，它们自我复制，然后进入更广阔的世界，去感染你的人类同胞。

要避免成为这些邪恶行为的同谋，你可以在咳嗽或打喷嚏时遮挡住口鼻。如果你感到身体不舒服，那么在外出时戴上口罩并不是一个坏主意。

你的身体还布设了连接各种管道设备的秘密通道。例如，鼻泪管从眼角的泪点一路向下，延伸到鼻子。这个管道可以让眼泪流出来，这就是哭的时候鼻子会流鼻涕的原因。危险的是，这个管道还与鼻窦以及中耳（通过耳咽管）建立了秘密的连接。由于一些奇怪的原因，你喜欢触摸脸和眼睛，这会让你手指上的病毒或致病性微生物迅速转移到你的眼球上，然后鼻泪管就会将其运送到你的身体深处。最有效的解决办法就是经常洗手，尽量不要触摸脸部。毫无疑问，这将是伴随你一生的习惯，它甚至可以让你免于过早死亡。

对抗癌症

即使你成功地避开了各种侵扰人类的传染性野兽，你还要面临一个残忍怪兽的威胁，这也是所有人心中挥之不去的阴影。

人类的癌症发病率一直在稳步攀升，因为我们学会了避开其他死因。这意味着我们活得越久，免疫系统就越有可能无法杀死捣乱的细胞，因此这个生物学烤箱会一直开着。

癌症堪称最糟糕的设计缺陷。我们或许可以降低癌症的风险，也可以利用筛查、治疗、切除、用射线照射、下毒这些方法来对付癌症，但以目前的科学水平，我们仍然不可能完全消除这种风险。为什么呢？因为有细胞和细胞复制的地方就有癌症。

癌症没有通用"治愈方法"的另一个原因是人们经常会误解癌症的本质。癌症是一个总称，涵盖数百种截然不同的病理。它不是一个实体，而是一个疾病过程。不同的癌症，即使属于相同的器官类型，如乳腺癌或膀胱癌，在基因构成方面都有明显的不同。癌症和你体内的DNA一样独特。

与自身免疫性疾病类似，当细胞失控时，癌症就会发生。细胞失控意味着它们不再服从支配它们的规则，在受到指示时拒绝停止生长，它们反而像没有目的的骚乱一样，通过繁殖变成危险的暴民。如果不加以控制，癌症还可能通过欺骗的手段，搭乘身体里的各种交通工具，前往身体的其他部位。癌症的扩散被称为转移。这个过程会逐渐削弱身体，因为癌细胞的代谢需求增加，被其利用的各种系统会逐渐丧失功能。

癌症很难治疗，因为你不是要驱逐入侵者，而是要消除内乱。实际上，治疗是对你自己发起攻击。例如，我们外科医生在切除肠癌时，还必须切除正常健康组织的边缘。还有化疗，它也会对健康细胞发起闪电式攻击。

我们不能总是把没有及时发现癌症的责任推到免疫系统的头上。

毕竟，身体中的所有细胞几乎都会随机经历基因突变，而这些突变通常是由环境中的毒素造成的。在医学院上学期间，我曾经在准备期末考试时遇到这样一个问题："一位曾在工厂工作，并且在工作中使用苯胺染料的 75 岁老人自述体重减轻、尿血、腹痛，最可能的诊断是什么？"列出的答案有很多，但是结合我学过的知识，我反射性地认识到膀胱癌通常是由工作相关的毒素引起的。

自救妙招

癌症让我们所有人心存恐惧，这是有原因的。它与许多可以杀死我们的东西形成了鲜明对比，因为变异经常在没有任何警示的情况下就会突然发生。虽然你没有办法预防癌症，但消除一些与生活方式相关的风险因素还是有可能做到的。有几个风险因素似乎是显而易见的，但是鉴于因果关系非常强，我认为把它们讲出来可能会挽救你的生命。

吸烟可能是最大的罪魁祸首之一。即使吸一支香烟也会损害你的 DNA，这是引发癌症的诱因。吸烟可能导致身体所有组织和器官患癌症，包括胰腺、肝脏、卵巢，甚至与某些白血病有关。电子烟上市的时间没有烟草商品上市的时间长，因此很难就其与癌症风险的关系得出确切的结论。我们知道的是，某些电子烟的烟雾可能含有致癌物。

饮酒也与癌症有关，而减少饮酒量或完全戒酒对你的健康有更广泛的好处。均衡的高纤维饮食和定期锻炼也被证明有助于增强身体的抵抗力，良好的睡眠习惯也是如此。充分重视阳光的影响可以降低患皮肤癌（黑色素瘤）的风险，这意味着即使天上有薄薄的云层，也要涂防晒霜。因为没有人对癌症免疫，所以你的身体会感谢你定期接受健康专业人士的检查。全科医生可以为你提供合适的预防方案。

在你探索免疫系统的旅程即将结束的时候，让我们保持清醒和理智。尽管免疫系统有缺点，它仍然是一个很好的防御盾牌。有无数凶残的微生物像秃鹫一样徘徊在我们周围，如果免疫系统表现拙劣，我们早就命丧黄泉了。事实上，在你生命中的每一天，它都为你打赢了数万亿次战斗。你的免疫系统适应得非常好，几乎能抵御99.9%的攻击。不过，不要高兴得太早，因为每天还会有大约 1 000 万次的攻击未被发现。

如果读到这里，你觉得自己就是一无是处的失败之作，你对自己的身体感到非常失望，认为它似乎从来不干好事，那么你只需记住，你的身体每天要监督大约 10^{11} 次细胞分裂——它成功复制了大约 10^{20} 次 DNA。每完成 100 万次复制，你只犯 1 个错误，而且最终你复制成功的比例高达 99.9%。干得漂亮！

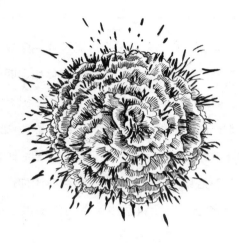

T细胞

健康秘诀

每次淋浴或沐浴时都用手指清洁肛门，可以让你远离刺激和痛苦。我指的不是完全插入或体内检查，但是有必要清理缝隙中可能附着的粪便残渣。

- 作为一名肠道外科医生，我每天都会检查生锈的排气管。在手套和润滑剂的帮助下，我的手指经常会触及粪便残渣，这是引起肛门瘙痒的最重要原因。
- 对大多数人来说，肛门瘙痒是一种烦恼，但糟糕的肛周卫生会导致感染，比如肛周脓肿——相当于身体里面长着一种疼得要命的丘疹。

第 **14** 章

一切该结束了

挖掘死亡的真相

这是我连续第二个夜班，也许是第三个。尽管我最近取得了医师资格，但我仍然觉得自己穿着手术服，脖子上挂着听诊器。传呼机响了，让我去宣布一个病人的死亡。这种事我以前看到过，但自己从来没有做过。在那一刻，我感到一种前所未有的责任。我严肃（同时目标也很明确）地走过病房黑暗的走廊，找到了那位刚刚去世的病人所在的侧室。这是一位死于肺炎的老年女性。

房间里有一种我从未感受到的寂静。在中心位置躺着那具尸体，面无表情，穿着病号服。虽然我以前也见过死亡，但是当我俯下身时，她未关闭的眼睛似乎与我目光相接。

我在心里默念确认病人死亡的步骤。首先，我把一张纸巾放在病人的角膜上（眼睛最外层），看她是否突然眨眼（角膜反射）。她没有眨眼。接着，我用笔式手电筒照向她的眼睛。瞳孔没有任何反应，没有收缩或扩张。然后，我挤压她的肩膀上的斜方肌，还按压了胸骨。

两次测试都没有回应。

接下来，该用听诊器进行心肺听诊了。我当时 24 岁，自从进入医学领域以来，我看到过各种各样的死亡：施行残酷的复苏术后抢救失败的 94 岁女性，心脏停搏、死于手术台上的病人，解剖实验室里浸泡在甲醛水溶液中的无名尸体。但这次不一样。就在半个小时前，我的病人还在呼吸。在被严重的胸部感染击溃后，她平静地离开了人世。

我的听诊器听到了噪声。一时间，我吓了一跳。然后，我注意到这是我移动的手造成的干扰。我把手稳稳地放好后，耳朵里只剩下令人不安的寂静。我需要听 4 分钟。在听的同时，我的大脑中充斥着对这个女人一生的思考：她的童年、她所爱的人，以及她离开这个世界前最后的想法。我不认识她，甚至从未遇到过她，但在那一刻，我对她有了一种深深的责任感。确认她已经死亡后，我掀起床单盖住她的身体，就像父母给孩子盖被子一样，然后从房间里退了出来。我把门关上，好像怕吵醒她。然后，我又回到了人来人往、喧闹声和哔哔声不断的繁忙的病房。

死亡并不总是意味着失败。有时，这是医学的局限性，以及疾病或年龄不可避免导致的自然终结。虽然我已经完成了这项工作，而且在下班前还要面对堆积如山的其他工作，但我承认，她的去世不仅是一个勾选框。我意识到，这是一次与一种基本力量的相遇，在我的职业生涯中，我还会继续遭遇这种力量，而且总有一天它会降临到我的身上。

长寿的代价

很久以前，人类可以在地球上生活大约 30 年，然后他们将告别尘世。然而，在过去约 200 年的时间里，我们这些肉质机器大大延长了保质期。今天，当你 30 岁时，你再也不会像前辈那样走到生命的尽头。相反，你可能正处于"成年"的开始阶段。

人类的身体经历了各种乱七八糟的疾病和自我毁灭，从伤寒到烟瘾，不一而足，但仍然自豪地活着。自从农业和种植业的出现，以及与动物毗邻而居以来，我们被新的疾病包围，这是错误的第一步。然后，在被吸引到卫生条件恶劣的密集城市群的同时，我们创造了瘟疫的滋生地。14 世纪，黑死病夺去了欧洲 30%~60% 的人口。我们通过适当的卫生措施、疫苗，以及后来的抗生素进行了反击，但我们预期寿命的延长是有代价的。是的，我们可以活得足够长，我们可以把自己那个年代的美好告诉年青一代，但与此同时，我们把癌症、心脏病和脑卒中带进了我们的老年生活。

生命的诞生与消亡

医生总是对生与死的界限很感兴趣。1774 年，在这种兴趣的引导下，英国皇家人道协会在伦敦创立，当时被称为溺水者康复协会。它的宗旨是发展和传播急救术，把人们从死亡的边缘拉回来。

当时，人工口对口呼吸法被认为是一种粗鄙的做法。这与烟草烟雾灌肠治疗形成鲜明对比。烟草烟雾灌肠是用风箱把烟草烟雾送进垂死者的肛门里，这被认为是完全可以接受的。有为数不多的报告称，这个方法确实有效。从现代医学的角度来看，更有可能是病人被热空气吹到屁股上而受到惊吓，因此死而复生。如果真的是这样，那么我想一定有一些人是因为觉得受到了羞辱而很快咽气的。

幸运的是，英国皇家人道协会还鼓励采用更传统的治疗方法，即通过电击使人恢复意识。1794 年，该协会的一份报告称当一个名叫索菲亚·格林希尔的孩子从 3 楼窗台摔下来后，人们通过电击胸部，将她从死亡边缘救了回来。

信不信由你，电在医学上的应用可以追溯到古时候：古罗马医生使用电鳐的电击来治疗包括头痛、痛风、脱肛在内的各种问题。但是直到 18 世纪，我们才真正实现了利用电治病救人。

意大利医生路易吉·伽伐尼是第一个证明电能刺激尸体运动的人。这里指的是死青蛙，还不是人的尸体。他演示了给死青蛙的神经和肌肉通电后，毫无生气的青蛙就会四肢剧烈抽搐。他的外甥乔瓦尼·阿尔迪尼将这些藐视死亡的演示活动向前推进了一步。在 1803 年一个寒冷的早晨，杀人犯乔治·福斯特被吊死在伦敦纽盖特监狱的绞架上。在福斯特咽下最后一口气的几秒钟后，他的尸体被送往位于伦敦的英国皇家外科医学院，放置在手术室中央的一块长石板上。阿尔迪尼在尸体旁边走来走去，他的手里握着两根金属线。金属线的另一头连着一个高高的金属板柱，这是他们能找到的最接近于我们今天使用的袖珍锂电池的东西。当紧张的围观人群发出的叽叽喳喳声终于平息下来后，阿尔迪尼把两根电线连到死者的太阳穴上，接通了他的金属供电装置。

福斯特的脸立刻剧烈地扭曲起来，左眼猛地睁开。围观人员倒吸了一口气，猛地跌坐到座位上。但阿尔迪尼只是笑了笑，平静地移开电线。尸体不动了。接着，他把一根电线放在死者的耳朵上，另一根电线插进死者的肛门（这显然很酷，但是人工口对口呼吸法还是太古怪了）。他把电线两端接到那个闪闪发光的金属柱上，又一次闭合了电路。这一次，尸体开始踢腿，他的背拱起，他紧握的右拳有力地向空中挥去。很多围观的人都觉得自己见证了一个奇迹，尽管阿尔迪尼没能让尸体的心脏重新跳动起来。事实上，一旦他移开电线，尸体就会再次纹丝不动。

这一戏剧性演示的消息传遍了欧洲，年轻的玛丽·雪莱很可能听说了阿尔迪尼的惊人之举。13 年后，她写了一部举世闻名的小说《弗兰肯斯坦》。

"生命火花"带来了一些令人印象深刻的演示，也成就了 19 世纪最具开创性的文学作品之一。但是，这一切背后的科学有多可信呢？信不信由你，其实比你想象的要合理得多。最终，伽伐尼和他的雄心勃勃的外甥所做的工作为研究电在所有生物体内的重要作用打开了一扇大门。事实上，你的每一个动作和思维活动、心跳，甚至意识本身，都是由它驱动的。在一些人的身上，这些信号可能会变得不同步，尤其是在手术或心脏病发作后。这可能导致心脏跳动过快或过慢，或者根本没有任何清晰的节律。在这种情况下，病人可能会安装一个心脏起搏器。这是一种植入病人胸部的小装置，它会向心脏发送电信号，告诉它什么时候该正常跳动。伽伐尼在很多方面都很有远见，我们现在就是用除颤仪让已经临床死亡的人苏醒过来。从许多方面看，电是生命的本质。没有它，就只有黑暗。

为死亡做准备

许多人的生活方式都在追求长生不老。抗衰老已经成为商业的一般追求，毫无疑问，今天的我们可以榨干最后一秒生命。死亡似乎变成了一件十分遥远的事情，所以我们围绕这个话题的语言也变得抽象，并且净化了。

我知道，我的职业可能看起来很奇怪。我试图延长生命，但死亡有时会占上风。尸体和办公室的饮水机一样，都是我的工作场所的一个常见标志。我们不会在休息时间聚在他们身边闲聊，但如果我在上班时遇到病人死亡，也不会像第一次那样震惊不已。

虽然我对死亡有着深刻而长期的个人了解，但我知道大多数人从未见过尸体。我认为，这让直接面对死亡变成了一种挑战，无论是你自己接近人生终点，还是与时日无多的人打交道。我们甚至创造了一整套委婉表达的词汇。我们不会死亡，也不会断气，而是离世、安息，或者越过彩虹桥，仿佛在暗示桥的另一边有什么正等着我们。我们用这些词语来抚慰和控制死亡的过程，但有时这个做法只是加强了对死亡的禁忌。

你的身体肯定会在某个时候被分解和循环利用，你无法逃避，必须面对这个事实。在生命的尽头，那个绿色大垃圾桶在等待着所有人。总之，如果我们打算自由地面对死亡这个话题，就不能回避它。我们仍然可以用幽默和尊重来对待它，只不过我们必须面对现实，才能接受现实。

逃避死亡的现实是有害的。当我们试图禁止我们不喜欢的东西时，又会发生什么呢？想想美国禁酒令、大麻或弗兰基去好莱坞乐队。死亡仍然是不可避免的，因为生物学决定了我们的身体有保质期。我们只能选择是否诚实地接受它，并最终与这个不可避免的事情达成和解——无论它何时到来。

自救妙招

奇怪的是，无论你是身体健康还是身患绝症，学会谈论死亡都能让你感到安慰。由禁忌变成日常话题后，死亡失去了困扰我们所有人的那种恐惧和不确定的气氛。事实上，接受这个话题可以带来内心的平静，你可以和亲人进行一些重要的对话，在知道所剩时间不多的时候，为了重新掌控人生的最后阶段而做出切合实际的决策（比如立遗嘱，或者选择是否在死亡临近时施行复苏术）。

你什么时候真的死了？

如果你问的是医生，我会说死亡有两种：临床死亡和生物死亡。

临床死亡是指你停止呼吸，血液停止流动。这时候，你已经死了，但在某些情况下，这种死亡仍然是可逆的。以奥黛丽·斯库曼为例，这名英国妇女在西班牙比利牛斯山脉的暴风雪中徒步旅行时被困住，心搏骤停。在临床死亡 6 个小时后，她又恢复了意识。再比如，91 岁的波兰妇女雅尼娜·科尔凯维奇，在太平间冷藏箱里待了11 个小时后醒了过来，抱怨说很冷，想吃煎饼。

事实上，有很多人在临床死亡后自发地恢复了心脏功能，以至于这种现象有了自己的名字：拉撒路综合征。令人难以置信的是，出现这种情况的人有 35% 的概率能够恢复健康的生活。

抛开与这个概念相关的恐惧不谈，我们怎么知道一个人什么时候确认死亡？在回答这个问题时，我们需要把注意力转向第二种死亡：生物性死亡。病人的大脑停止活动后，就是生物性死亡了。一旦脑死亡，就再也回不来了。

到这时，似乎可以盖棺论定了，但脑死亡的病人可以在没有大脑活动的情况下继续让器官运转，尽管不是很有效。事实上，脑死亡患者的心脏在大脑活动停止后可以继续跳动数个小时，甚至数天。一名孕妇在大脑活动停止后，依靠生命维持系统继续存活了 117 天，以便她未出生的宝宝能够在她的体内发育。借助大量的医疗护理，一名健康的女婴在孕期第 34 周通过剖宫产来到人间。一个生命自悲剧中诞生。

反过来，大脑活动也可以在心脏停止跳动后继续一段时间。研究这种活动可以让我们了解一个人在咽下最后一口气后，他的大脑里到底会发生什么。人死后，大脑仍然活动的第一个证据是在一名 87 岁男子的身上偶然发现的，他在接受连续脑电图监测（用于监测脑电波）时心脏病发作。脑电图显示，即使在心脏停止跳动之后，大脑活动仍在继续。更有趣的是，这些脑电波与我们做梦和提取记忆时的脑电波属于相同的类型。所以，在监视器显示大脑没有进一步活动前的最后几分钟，他真的有可能看到自己的一生在眼前闪现。

尽管我们很想在生与死之间划出一条清晰的界限，但这并没有那么简单。死亡不是单一事件，而是一个逐渐关闭的过程，可能会持续几个小时，甚至几天。

死后会发生什么？

这是一个老套的问题！如果停留在纯粹的物理层面，而不进入哲学或科幻小说的领域，那么答案是你的身体会变成自己的美食。那些曾经非常听话、对你有益的细菌和酶突然攻击你，开始从内到外消化你。虽然是一种病态的想法，但是当它们开始吞噬你的时候，死了肯定比活着好。那么，这些小型食肉动物是如何控制的呢？这方面，你可以感谢生命的必需品之一——血液。

你的身体在一生中都很快乐，因为血液会将氧气和营养物质输送到细胞中，并将废物悄悄运走。人死后，血液不再循环。于是，细胞被剥夺营养和氧气，废物越积越多，pH值急剧下降。pH值测量的是酸碱度，在这里，更简单的方法是把它想象成噼啪作响地通过带电体的电力，它有助于将这些以酶的形式存在的狂野怪兽控制在细胞内。一旦pH值下降，细胞膜就会失去作用。于是，怪物就会逃跑。

一旦细胞膜在你死后被破坏，这些酶就会洗劫细胞并开始自溶的消化过程。在胰腺、胃和肝脏等含有大量酶的器官中，这一过程尤其迅速、激烈，但最终身体中没有一个细胞能逃脱这种吞噬。活着的细胞甚至会亲眼看到这一过程。尸僵是最令人害怕的死亡表现之一，尸体肌肉化学结构的变化导致尸体变硬。这个过程可以持续12个小时，是病理学家确定死亡时间的有用工具。最终，肌肉会松弛，但其实这是由于酶开始破坏它们的结构。这是分解的一个阶段，情况也进一步变糟。

接着，细菌蜂拥而上，它们的数量特别多。事实上，你体内的细菌比人体细胞还多。当你活着的时候，免疫系统会控制住这些囚犯。当你死后，守卫不再各司其职，于是囚犯开始肆意妄为。由于没有遇到任何抵抗，它们开始尽情享受酶准备好的盛宴，这就是腐败。在这个过程中，细菌以你的组织为食，释放出刺鼻的气体，比如甲烷。这会导致你的尸体出现难看的肿胀。此时，不需要医学专家就能确定你真的死了。

遗体捐献

如果你真的咽气了，而且再也活不过来了，那么我为你的死感到遗憾。但不用担心，如果你不想腐烂，或者被送到火葬场火化，你可以把你的尸体捐给医学研究。我们会好好照顾你的。

我们知道，死亡会带来巨大的悲伤、创伤和损失。人类都要经历这一幕。与此同时，作为一个物种，我们仍然在进步，为了延续，死者可以教给我们很多东西。捐赠的遗体可以让医科学生、实习外科医生，甚至是资深外科医生练习并掌握各种手术，包括学习解剖学知识的简单手术和肠癌手术，以及其他复杂手术。

救命妙招

　　严格来说，如果你已经是一个死人，那么没人能帮你。但是在你离世之前，如果你有兴趣把遗体捐献给科学研究，那就和医生谈谈报名登记的事。虽然这可能不会让所有人受益，但我可以肯定地说，如果没有可供学习的尸体（感谢多年来那些善良的生命），我今天不会成为一名医生，更不用说外科医生了。

　　最后要说明的是，虽然到目前为止我告诉你的一切都是基于科学、医学和我个人在医院工作的经验，但是任何东西都可能被证明是完全错误的。若干年后，医学的进步可能会让这本书成为笑柄。关于人体，我们还有更多的谜团要揭开；关于人体内在的致命性，也还有更多的问题要解决。想一想人的一生有多少时间被用于休息、修复、长时间维护和擦屁股，就会发现这实际上会让美好的时刻变得更加美好。

　　你也应该记住，你是一个多么伟大的奇迹。一堆外星尘埃被扔进无限的太空，落在一块温暖的岩石上，这导致了地球上的单细胞生命的产生。然后，在历尽艰辛，犯了一个又一个错误之后，终于进化出了你。一路走来，你克服了各种各样的困难。所以，尽管你在人类这个正在进行的伟大事业中扮演着一个小角色，还要忍受奇怪的身体怪癖、退化的特征和随机的变异，但我还是劝你走出去，享受你在地球上的时光。毕竟，你也可能是一只无意中将有毒食物带回蚁丘的蚂蚁，最终杀死了整个蚁群和蚁后。这样看来，生活并没有那么糟糕。

—— 致谢 ——

可以说，我生命中遇到的每一个人都影响着我对世界的看法和我的生活……所以，感谢每一个我遇过的人，无论当初是多么短暂的互动。

我要感谢喜欢我制作的在线视频的人，是你们让我有机会放下手术刀，拿起笔，是你们让这一切成为可能。

最后，如果不提我的父母，那就是我的疏忽。一个孩子能真正感谢他们的父母吗？这难道不是一笔无法偿还的债，只能用爱和感情来偿还吗？

这是一封非正式的感谢信，感谢你们各自贡献了 1/2 的遗传信息，培养了我，从你们那里我得到了鼓励、批评性的反馈、各种形式的坚定支持和永不停歇的无条件的爱。

（附注：我没有忘记你，影子，我那 70 千克的黑毛大狗……你总是阻止我陷入无聊的深渊。）

—— 延伸阅读 ——

Alcock, Joe and Maley, Carlo C. (2014) 'Is eating behavior manipulated by the gastrointestinal microbiota? Evolutionary pressures and potential mechanisms', *BioEssays*, 36 (10): 940–949.

Balbag, M. A., Pedersen, N. L. and Gatz, M. (2014) 'Playing a musical instrument as a protective factor against dementia and cognitive impairment: a population-based twin study', *International Journal of Alzheimer's Disease*, 2014.

Callewaert, Chris et al. (2016) 'Towards a bacterial treatment for armpit malodour', *Experimental Dermatology*, 26 (5): 388–391.

Darrington, Mike et al. (2022) 'Characterisation of the symbionts in the Mediterranean fruit fly gut', *Microbial Genomics*, 8 (4).

Dutheil, Frédéric et al. (2021) 'Effects of a short daytime nap on the cognitive performance: a systematic review and meta-analysis', *International Journal of Environmental Research and Public Health*, 18 (19).

Feldman, Jack L. et al. (2003) 'Breathing: rhythmicity, plasticity, chemosensitivity', *Annual Review of Neuroscience*, 26: 239–66.

Gulevich G., Dement W. and Johnson, L. (1966) 'Psychiatric and EEG observations on a case of prolonged (264 hours) wakefulness', *Archives of General Psychiatry*, 15: 29–35.

Johnson L. C., Slye E. S. and Dement W. (1965) 'Electroencephalographic and autonomic activity during and after prolonged sleep deprivation', *Psychosomatic Medicine*, 27: 415–423.

Kresser, C. (2019) 'Do gut microbes control your food cravings?' www. chriskresser.com, 24 October 2022.

Lam, Y. Y. (2017) 'Are the gut bacteria telling us to eat or not to eat? Reviewing the role of gut microbiota in the etiology, disease progression and treatment of eating disorders', *Nutrients*, 9 (6): 602.

Lennon, Matthew J. et al. (2023) 'Lifetime traumatic brain injury and cognitive domain deficits in late life: the PROTECT-TBI Cohort study', *Journal of Neurotrauma*, 40: 13–14.

Lovato, Nicole and Lack, Leon (2010) 'The effects of napping on cognitive function', *Progress in Brain Research*, 185: 155–166.

Marshall, B. J. and Warren, J. R. (1984) 'Unidentified curved bacilli in the stomach of patients with gastritis and peptic ulceration', *Lancet*, 323 (8390): 1311–1315.

Piccolino, Marco (2006) 'Luigi Galvani's path to animal electricity', *Comptes Rendus Biologies*, 329: 303–318.

Sikirov, Dov (2003) 'Comparison of straining during defecation in three positions: results and implications for human health', *Digestive Diseases and Sciences*, 48 (7): 1201–1205.

Sun, L. J. et al. (2020) 'Gut hormones in microbiota-gut-brain cross-talk', *Chinese Medical Journal*, 133 (7): 826

Tandy, Vic and Lawrence, Tony R. (1998) 'The Ghost in the Machine', *Journal of the Society for Psychical Research*, 62 (851).

Trevelline, Brian K. (2022) 'The gut microbiome influences host diet selection behavior', *PNAS*, 119 (17).

Truett, J. et al. (1967) 'A multivariate analysis of the risk of coronary heart disease in Framingham', *Journal of Chronic Diseases*, 20 (7): 511–524.

Yang, Patricia J. et al. (2017) 'Hydrodynamics of defecation', *Soft Matter*, 13: 4960–4970.

Zampini, Massimiliano and Spence, Charles (2005) 'The role of auditory cues in modulating the perceived crispness and staleness of potato chips', *Journal of Sensory Studies*, 19: 347–363.